PERSPECTIVAS EN MEDICINA:

Estudio de los factores psicosociales que impactan en el bienestar y la salud ocupacional del personal en un centro sanitario público

© **PERSPECTIVAS EN MEDICINA: Estudio de los factores psicosociales que impactan en el bienestar y la salud ocupacional del personal en un centro sanitario público**

© Rosa María Fernández Martínez, Inmaculada Torres Fernández, Ana María Reche Rodríguez, Andrés Fernando Rojas Gutiérrez, Cristina Espuche Jiménez, María Espuche Jiménez

ISBN Libro en papel: 978-84-685-8487-4

ISBN eBook en PDF: 978-84-685-8488-1

1ª EDICION

Septiembre 2024

Impreso en España

Editado por Asociación Murciana de Desarrollo Profesional de las Profesiones Sanitarias

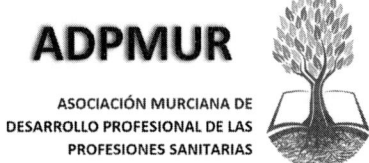

ADPMUR

ASOCIACIÓN MURCIANA DE
DESARROLLO PROFESIONAL DE LAS
PROFESIONES SANITARIAS

9 788468 584874

Autores:

Rosa María Fernández Martínez

- Graduada en Medicina por la Universidad Miguel Hernández de Elche
- Médico especialista en Medicina Familiar y Comunitaria
- Máster en Prevención de Riesgos Laborales de la Universidad Miguel Hernández de Elche

Inmaculada Torres Fernández

- Graduada en Medicina por la Universidad de Granada
- Médico especialista en Medicina Familiar y Comunitaria
- Máster en Alimentación en la actividad física y el deporte. Universidad Oberta de Cataluña

Ana María Reche Rodríguez

- Graduada en Medicina por la Universidad de Murcia
- Médico especialista en Medicina Familiar y Comunitaria
- Máster en Urgencias y Emergencias de la Universidad Católica San Antonio de Murcia
- Máster en Prevención de Riesgos Laborales de la Universidad Miguel Hernández de Elche

Andrés Fernando Rojas Gutiérrez

- Graduado en Medicina en la Universidad de la Sabana, Bogotá, Colombia
- Médico Especialista en Medicina Familiar y Comunitaria
- Máster en Dirección y Gestión Sanitaria en la Universidad de la Rioja
- Máster en Prevención de Riesgos Laborales de la Universidad Miguel Hernández de Elche

Cristina Espuche Jiménez

- Graduada en Medicina por la Universidad de Murcia
- Médico Interno Residente de Aparato Digestivo
- Máster en Prevención de Riesgos Laborales de la Universidad Miguel Hernández de Elche

María Espuche Jiménez

- Graduada en Medicina por la Universidad de Murcia
- Médico Interno Residente de Medicina Familiar y Comunitaria
- Máster en Prevención de Riesgos Laborales de la Universidad Miguel Hernández de Elche

"A Antonio, mi marido, por tu amor incondicional y constante apoyo en cada paso. Y a Ana, por ser mi compañera fiel en este viaje, has sido luz a lo largo de este camino."

Prólogo de la colección

En Ciencias de la Salud nos encontramos con diferentes situaciones en cada momento, situaciones a las cuales hay que dar respuesta de forma rápida y efectiva, ya que como profesionales buscamos la excelencia en los cuidados que proporcionamos tanto de nuestros pacientes como a la población.

Por este motivo presentamos esta colección de PERSPECTIVAS EN MEDICINA, que desde una perspectiva práctica desarrollamos una serie de aspectos básicos y actualizaciones para el FACULTATIVO SANITARIO ESPECIALISTA.

Esta obra está coordinada, revisada y validada con **ref. 2024/0956** por un panel de expertos de la Sociedad Científica **ADPMUR, Asociación Murciana de Desarrollo Profesional de las Profesiones Sanitarias** bajo el número de inscripción 14.112/1a, entre cuyos fines está el difundir y promocionar el desarrollo profesional continuo mediante la formación continuada en las profesiones sanitarias.

En ningún momento nuestras pretensiones son sustituir los manuales existentes ni hacer propias las fuentes utilizadas, sino disponer de una guía para la mejora de nuestro desempeño en el trabajo.

Quisiera agradecer personalmente a todos los autores que han participado en la colección ya que han realizado un trabajo envidiable y los animo a continuar en esta dirección.

Presidente de ADPMUR / Coordinador de la colección

Juan A. Flores Martín

ADPMUR

ASOCIACIÓN MURCIANA DE DESARROLLO PROFESIONAL DE LAS PROFESIONES SANITARIAS

Índice

1. Resumen

En este trabajo de fin de máster se aborda la evaluación de riesgos psicosociales en el personal de un centro sanitario, destacando la importancia de estos riesgos en estos entornos de alta demanda, donde factores como el estrés laboral y el agotamiento pueden comprometer tanto la seguridad del personal como la calidad de la atención al paciente. Adoptando un enfoque metodológico basado en el cuestionario FPSICO 4.1, desarrollado por el Instituto Nacional de Seguridad y Salud en el Trabajo de España, este estudio tiene como objetivo general evaluar los factores psicosociales que afectan el bienestar y la salud ocupacional del personal, con objetivos específicos que incluyen la identificación de principales riesgos, el análisis de su impacto en la salud del personal y la propuesta de recomendaciones para mejorar su gestión. Mediante la distribución y análisis de cuestionarios, se recopilaron datos cuantitativos y cualitativos, revelando una notable exposición a riesgos psicosociales entre los trabajadores. En conclusión, el estudio subraya la necesidad crítica de implementar estrategias efectivas de intervención y prevención, adaptadas a las peculiaridades de los entornos sanitarios, para fomentar entornos de trabajo seguros y saludables, mejorando así la calidad de vida del personal sanitario y elevando los estándares de atención y seguridad para los pacientes.

Palabras claves: riesgos psicosociales, salud ocupacional, bienestar del personal, FPSICO 4.1, centros sanitarios.

2. Introducción

En el entorno dinámico y de alta exigencia de los centros sanitarios, el bienestar del personal está intrínsecamente vinculado a la calidad de la atención al paciente. En este contexto, los profesionales de la salud se encuentran expuestos a una serie de riesgos psicosociales que pueden impactar significativamente en su salud mental y emocional.[1] Este trabajo de fin de máster profundiza en el análisis y evaluación de estos riesgos psicosociales dentro de un centro público de atención sanitaria, resaltando la urgente necesidad de estrategias integrales para mitigar sus efectos. El foco de este estudio no es solo identificar los diversos riesgos psicosociales a los que se enfrentan los trabajadores, sino también evaluarlos y realizar propuestas de mejora, y de esta forma también, mejorar la calidad de la atención al paciente. [2]

Mediante la aplicación del cuestionario FPSICO 4.1, desarrollada por el Instituto Nacional de Seguridad y Salud en el Trabajo de España (INSST), esta investigación pretende ofrecer una evaluación detallada de los factores psicosociales que afectan a los profesionales de la salud. El objetivo último es proporcionar recomendaciones prácticas que puedan llevar a la creación de un ambiente de trabajo más saludable, seguro y de apoyo. A través de un análisis meticuloso de datos cuantitativos y cualitativos recopilados de los trabajadores de la salud, este estudio aspira a generar cambios significativos en las prácticas de gestión de riesgos, mejorando así el bienestar del personal sanitario y elevando los estándares de cuidado y seguridad para los pacientes.[3]

a. Contexto de los Centros Sanitarios

Los centros públicos sanitarios representan uno de los escenarios más exigentes dentro del amplio espectro de entornos laborales. Su naturaleza inherente de alta demanda se debe no solo a la necesidad imperativa de responder a situaciones críticas con rapidez y precisión de forma individualizada, sino también a la gran responsabilidad de cuidar la vida y el bienestar humano en sus momentos más delicados. La interacción constante con los pacientes y sus familias, atendiendo a los requerimientos que precisan, sumado al manejo de casos de emergencia y la toma de decisiones bajo niveles de presión elevados, constituyen la esencia de la labor diaria en estos espacios, lo que demanda no solo una preparación técnica y profesional excepcional, sino también una resistencia emocional y psicológica.[1, 4]

Además, el personal sanitario se ve regularmente enfrentado a jornadas laborales extensas y con turnicidad. Los turnos nocturnos, la necesidad de estar disponibles para responder a emergencias sin previo aviso y el trabajo en días festivos y fines de semana son aspectos que contribuyen significativamente al aumento de la carga laboral y al estrés asociado con estas profesiones. Estos factores, combinados con el elevado nivel de exigencia emocional y cognitiva, configuran un panorama donde el riesgo de fatiga, estrés crónico y desgaste profesional es considerablemente alto. [4, 5]

Estos factores tan complejos hacen que los centros sanitarios se distingan radicalmente de otros entornos laborales, introduciendo desafíos para la gestión de la salud y la seguridad laboral. La naturaleza dinámica del trabajo sanitario, donde las situaciones cambiantes y el manejo individualizado son la norma, acompañados de casos de urgencia diarios, exige un enfoque proactivo que requiere actualización continua en la prevención de riesgos laborales. A esto se suma la responsabilidad de asegurar un ambiente de trabajo que no solo proteja la integridad física del personal, sino que también respalde su salud mental y emocional, promoviendo prácticas de trabajo saludables y sostenibles. [1, 6]

En este contexto, los gestores de los centros sanitarios y los profesionales de la salud ocupacional enfrentan el reto continuo de identificar y mitigar los riesgos asociados con el trabajo sanitario. Esto implica una evaluación constante de las condiciones laborales, la implementación de medidas preventivas adecuadas y la promoción de una cultura de seguridad y bienestar entre el personal. Solo mediante un compromiso firme con la salud y seguridad laboral es posible mantener la resiliencia y eficacia del personal sanitario, asegurando así la prestación de cuidados de alta calidad a los pacientes que dependen de ellos. [2,7,8]

b. Importancia de la Prevención de Riesgos Laborales

La importancia de la prevención de riesgos laborales en los centros sanitarios trasciende la mera cumplimentación de requisitos legales, erigiéndose como una piedra angular en la salvaguarda de la integridad tanto del personal como de los pacientes a su cuidado. Este enfoque preventivo hacia los riesgos laborales se fundamenta en el reconocimiento de que un ambiente de trabajo seguro y saludable es esencial no solo para el bienestar físico y psicológico de los trabajadores, sino también para la eficacia y calidad de los servicios de salud que estos brindan. [4,9]

Un entorno de trabajo seguro mejora significativamente la capacidad de los profesionales sanitarios para realizar sus tareas con eficiencia y precisión. La implementación de medidas preventivas efectivas, como la formación adecuada en el manejo de equipos y la correcta aplicación de protocolos de seguridad, minimiza los riesgos de accidentes y la exposición a condiciones laborales perjudiciales. Además, la promoción activa de una cultura de seguridad, donde se valora y prioriza la protección de la salud de los trabajadores, contribuye a la creación de un ambiente laboral en el que el personal se siente valorado y protegido.[1]

Este enfoque preventivo tiene un impacto positivo directo en la satisfacción y el bienestar del personal, aspectos que son fundamentales para la retención de trabajadores calificados y comprometidos. Un personal satisfecho y motivado es esencial para mantener altos niveles de calidad en la atención al paciente, ya que trabajadores saludables y seguros están en mejor disposición de brindar cuidados eficientes. Además, la prevención de riesgos laborales reduce la incidencia de ausentismo por enfermedades o lesiones, asegurando así la continuidad de los servicios sanitarios. [1,6]

En última instancia, la prevención de riesgos laborales en los centros sanitarios es una inversión en la calidad del sistema de salud. Proteger a los trabajadores sanitarios no solo es un imperativo ético y profesional, sino también un componente crítico para garantizar la seguridad del paciente y la excelencia en la atención médica. La adopción de políticas y prácticas preventivas robustas demuestra el compromiso de la institución con los principios de cuidado y respeto hacia quienes desempeñan roles vitales en el cuidado de la salud, reforzando así la reputación y la confianza en los servicios proporcionados. [1,10]

c. Enfatizando los Riesgos Psicosociales

En el contexto de los centros sanitarios, donde la tensión y la exigencia son constantes, los riesgos psicosociales emergen como elementos críticos que demandan una atención prioritaria dentro de las estrategias de prevención de riesgos laborales. Las demandas laborales excesivas y la falta de apoyo social y reconocimiento son factores que pueden desencadenar en riesgos como el estrés laboral, el agotamiento profesional (burnout) o el acoso laboral, pudiendo impactar de manera significativa en la salud mental y emocional del personal sanitario. [10,11,12]

El estrés laboral, por ejemplo, es una condición comúnmente asociada con el ambiente de alta presión inherente a la atención sanitaria. Este puede derivarse de múltiples factores, como la sobrecarga de trabajo, la toma de decisiones bajo presión o la gestión de situaciones

4

emocionalmente desgastantes. Si no se gestiona adecuadamente, el estrés continuo puede conducir al agotamiento profesional, un estado de fatiga física y emocional que disminuye la satisfacción laboral y la capacidad de proporcionar cuidados efectivos. [5, 13, 14]

Por otro lado, el acoso laboral y las demandas laborales excesivas no solo minan la moral y el compromiso del personal, sino que también pueden llevar a problemas de salud mental a largo plazo, como depresión y ansiedad. Asimismo, la falta de apoyo social y reconocimiento en el trabajo puede exacerbarse en entornos altamente estresantes, contribuyendo aún más al deterioro del bienestar psicológico y emocional de los trabajadores. [5,6]

La relevancia de abordar estos riesgos psicosociales radica en su impacto directo no solo en la salud y el bienestar del personal sanitario, sino también en la calidad del servicio que estos profesionales son capaces de ofrecer. Un trabajador sanitario que enfrenta niveles altos de estrés o agotamiento está en mayor riesgo de cometer errores, lo que puede tener consecuencias directas en la seguridad del paciente. Además, el bienestar emocional y psicológico del personal influye en la atmósfera general del centro sanitario, afectando la experiencia del paciente y la percepción del cuidado recibido. [11, 12, 13]

Por lo tanto, la prevención y gestión de los riesgos psicosociales no solo es fundamental para asegurar un entorno de trabajo saludable y sostenible para el personal sanitario, sino que también es esencial para mantener altos estándares de calidad y seguridad en la atención al paciente. Esto requiere la implementación de políticas integrales que incluyan la evaluación y el monitoreo continuo de los riesgos psicosociales, así como la promoción de un ambiente laboral que fomente el apoyo mutuo, el reconocimiento y el desarrollo profesional. [2, 9, 14]

3. Justificación

La justificación de este trabajo se basa en la creciente preocupación por el bienestar del personal sanitario y su impacto directo en la calidad de la atención al paciente. En los últimos años, el sector sanitario ha sido testigo de un aumento alarmante en la incidencia de problemas de salud mental y física entre sus trabajadores, atribuibles en gran medida a la exposición a riesgos psicosociales como el estrés laboral, el agotamiento o el acoso laboral. [1, 13]

La relevancia de abordar estos riesgos se magnifica en el contexto de los centros sanitarios, entornos inherentemente estresantes debido a la naturaleza de alta presión de la atención médica, la urgencia, la incertidumbre y el alto contenido emocional de las tareas realizadas. La interacción constante con el sufrimiento, las decisiones críticas bajo estrés y las largas jornadas laborales contribuyen a un ambiente que puede ser perjudicial para la salud psicológica y emocional del personal, llevando a errores médicos, disminución de la empatía hacia los pacientes y, en última instancia, a una disminución de la calidad de la atención y del cuidado. [13]

Además, la legislación de la Ley de Prevención de Riesgos Laborales de 8 de noviembre 31/1995, subraya la necesidad de cumplir con los estándares de seguridad y salud en el trabajo, lo cual se hace eco en nuestro centro sanitario. Las quejas recurrentes por estrés, fatiga y largas jornadas laborales detectadas recientemente subrayan la urgencia de esta investigación, proveyendo un claro indicativo de la necesidad de evaluar y mitigar los riesgos psicosociales. [15]

La necesidad de evaluar y gestionar los riesgos psicosociales en el ámbito de la salud es una prioridad establecida por la Ley de Prevención de Riesgos Laborales de 1995, la cual subraya la importancia de identificar y controlar los factores que comprometen la salud y la seguridad en el trabajo. En el centro sanitario donde se llevará a cabo esta investigación, se han observado indicativos preocupantes que refuerzan la urgencia de este estudio: quejas recurrentes de estrés, fatiga, y exceso de trabajo por parte del personal, además de reportes sobre extenuantes jornadas laborales que exceden lo recomendable. [9, 15]

Estos problemas no solo afectan el bienestar de los trabajadores, sino que también tienen un impacto directo en la calidad de la atención al paciente, aumentando el riesgo de errores y disminuyendo la eficacia de los servicios prestados. A través de la aplicación de la metodología FPSICO 4.1, desarrollada por el Instituto Nacional de Seguridad y Salud en el

Trabajo de España (INSST), este estudio tiene como objetivo realizar un análisis detallado de los factores psicosociales en el centro, proporcionando recomendaciones prácticas para crear un ambiente laboral más seguro y saludable. [16]

Por tanto, este trabajo se justifica por la necesidad de desarrollar un entendimiento de los riesgos psicosociales específicos en el entorno sanitario, evaluando su prevalencia, causas y efectos. La identificación y comprensión detallada de estas variables es el primer paso crítico hacia el desarrollo e implementación de estrategias efectivas de intervención y prevención, adaptadas a las peculiaridades y demandas únicas de estos entornos. [2, 10, 17]

Además, en un momento en que los sistemas de salud en todo el mundo enfrentan presiones sin precedentes, este estudio ofrece la oportunidad de contribuir a la sostenibilidad del sector sanitario, promoviendo una cultura de seguridad y bienestar laboral que puede traducirse en una atención al paciente más efectiva.[1] En definitiva, este trabajo aspira a ser un promotor para cambios significativos en la gestión de los entornos laborales sanitarios, elevando no solo la calidad de vida de los trabajadores de la salud sino también los estándares de atención y seguridad para los pacientes que dependen de ellos. [10]

Este enfoque no solo busca cumplir con las normativas legales vigentes, sino también mejorar significativamente el bienestar del personal, lo cual se traduce en un mejor cuidado y seguridad para los pacientes. Este proyecto de investigación pretende, por lo tanto, contribuir a la mejora continua de las condiciones de trabajo y al cumplimiento efectivo de las normas de salud y seguridad ocupacional en el contexto sanitario.[15]

Diferenciación entre Factores y Riesgos Psicosociales

Es crucial diferenciar entre factores psicosociales y riesgos psicosociales. Los factores psicosociales son características de las condiciones de trabajo y de la organización que pueden afectar la salud y el bienestar de los trabajadores. Por ejemplo, demandas laborales excesivas o falta de apoyo social son factores psicosociales. Estos factores, cuando no se gestionan adecuadamente, pueden convertirse en riesgos psicosociales, que son condiciones o situaciones que aumentan la probabilidad de que se presenten problemas de salud mental y emocional. [2, 7, 10]

Ejemplos de Factores Psicosociales

1. **Demandas laborales excesivas**: Altos volúmenes de trabajo y la presión constante para cumplir con plazos ajustados pueden ser factores que, si no se manejan bien, se transforman en riesgos que derivan en estrés laboral o agotamiento profesional.

2. **Falta de apoyo social y reconocimiento**: La ausencia de un ambiente de trabajo donde se brinde apoyo emocional y se reconozcan los logros puede ser un factor que contribuya a la insatisfacción laboral y a problemas de salud mental a largo plazo.

Ejemplos de Riesgos Psicosociales

1. **Estrés laboral**: Es una condición comúnmente asociada con el ambiente de alta presión inherente a la atención sanitaria. Este puede derivarse de múltiples factores, como la sobrecarga de trabajo, la toma de decisiones bajo presión o la gestión de situaciones emocionalmente desgastantes. Si no se gestiona adecuadamente, el estrés continuo puede conducir al agotamiento profesional, un estado de fatiga física y emocional que disminuye la satisfacción laboral y la capacidad de proporcionar cuidados efectivos.

2. **Acoso laboral**: Este riesgo puede minar la moral y el compromiso del personal, y llevar a problemas de salud mental a largo plazo, como depresión y ansiedad.

La relevancia de abordar estos riesgos psicosociales radica en su impacto directo no solo en la salud y el bienestar del personal sanitario, sino también en la calidad del servicio que estos profesionales son capaces de ofrecer. Un trabajador sanitario que enfrenta niveles altos de estrés o agotamiento está en mayor riesgo de cometer errores, lo que puede tener consecuencias directas en la seguridad del paciente. Además, el bienestar emocional y psicológico del personal influye en la atmósfera general del centro sanitario, afectando la experiencia del paciente y la percepción del cuidado recibido.

Por lo tanto, la prevención y gestión de los riesgos psicosociales no solo es fundamental para asegurar un entorno de trabajo saludable y sostenible para el personal sanitario, sino que también es esencial para mantener altos estándares de calidad y seguridad en la atención al paciente. Esto requiere la implementación de políticas integrales que incluyan la evaluación y el monitoreo continuo de los riesgos psicosociales, así como la promoción de un ambiente laboral que fomente el apoyo mutuo, el reconocimiento y el desarrollo profesional. [2,10]

4. Objetivos

4.1. Objetivo General

Evaluar y minimizar los riesgos psicosociales para mejorar el bienestar y la salud ocupacional del personal en un centro sanitario público.

4.2. Objetivos Específicos

1. Identificar los principales factores psicosociales percibidos por los trabajadores del centro sanitario que influyen en su bienestar y salud ocupacional.

2. Desarrollar un plan de acción preventivo basado en evidencia, destinado a mejorar la gestión de los riesgos psicosociales.

3. Proponer recomendaciones basadas en la evidencia para mejorar la gestión de riesgos psicosociales en el centro sanitario.

5. Descripción de la empresa y los puestos de trabajo

a. Descripción de la empresa

El centro sanitario del que hablamos es un centro de atención primaria, público, situado en la región de Murcia. Cuenta con más de 2.500 metros cuadrados distribuidos en dos plantas y un sótano.

Además de contar con atención sanitaria especializada de medicina de familia, cuenta con el servicio de pediatría, con trabajador social y matrona.

i. Ubicación y Accesibilidad

El centro se encuentra próximo a áreas residenciales asegurando que los servicios médicos esenciales estén al alcance de la comunidad.

ii. Instalaciones y Servicios

El centro sanitario cuenta con instalaciones modernas y bien equipadas, diseñadas para proporcionar un entorno acogedor y seguro tanto para los pacientes como para el personal sanitario. Las instalaciones incluyen consultorios médicos, áreas de enfermería, salas de espera amplias y cómodas, y espacios dedicados a servicios especializados como pediatría, y atención a enfermedades crónicas. Además, el centro está equipado con una sala dedicada a la cirugía menor ambulatoria y otras técnicas como ecografía clínica.

iii. Personal

El equipo humano del centro está compuesto por profesionales altamente cualificados y dedicados, incluyendo médicos de familia, enfermeras, pediatras, matrona, trabajador social, administrativos, auxiliares de enfermería, personal de seguridad y equipo de limpieza. Este equipo multidisciplinario trabaja en estrecha colaboración para ofrecer una atención integral y personalizada, centrada en las necesidades específicas de cada paciente. La formación continua del personal es una prioridad para el centro, asegurando que su equipo esté siempre actualizado para el abordaje integral y continuado de los pacientes.

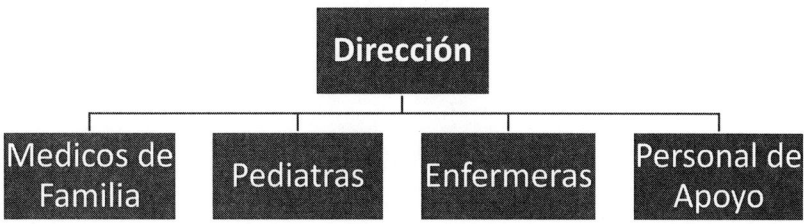

Tabla 1. Organigrama del centro.

iv. Compromiso con la Comunidad

El centro de salud no solo se dedica a la atención médica, sino que también juega un papel activo en la comunidad a través de programas de educación y promoción para la salud, campañas de vacunación y actividades de prevención de enfermedades.

v. Desafíos y Oportunidades

A pesar de sus esfuerzos y logros, este ambulatorio enfrenta desafíos comunes a muchas instituciones sanitarias, incluyendo la gestión de recursos limitados, el manejo del estrés laboral entre el personal y la adaptación a las cambiantes necesidades de salud de la población. Sin embargo, estos desafíos también presentan oportunidades para innovar, mejorar la eficiencia de los servicios y fortalecer la resiliencia ante situaciones de crisis sanitaria.

b. Puestos de Trabajo

Este consultorio destaca por contar con un equipo humano integrado por una diversidad de profesionales sanitarios y de apoyo, cada uno desempeñando un papel vital y único en el funcionamiento diario del centro y en la prestación de cuidados de la salud.

Listado de Personal del Centro Sanitario:

- Médicos de Familia

- Enfermeras

- Pediatras

- Personal de Apoyo: auxiliares de enfermería, administrativos, matrona, personal de seguridad y limpiadoras

i. Médicos de Familia

Los médicos de familia desempeñan un papel integral en la atención primaria de salud. Como puerta de entrada al sistema sanitario público, evalúan de manera inicial a los pacientes, proporcionando un diagnóstico y estableciendo un plan de manejo para una amplia variedad de afecciones médicas. Estos profesionales son responsables de coordinar la atención con especialistas cuando se requiere un tratamiento más específico, asegurando una transición suave y una atención médica coherente. Además, realizan un seguimiento meticuloso de los pacientes crónicos, optimizando su tratamiento y monitoreando su progreso para garantizar buenos resultados.

Sus funciones abarcan una amplia gama de responsabilidades esenciales para garantizar una atención médica integral y continua:

Evaluación y Diagnóstico Inicial

- Realizan evaluaciones médicas iniciales para identificar los síntomas y determinar las posibles causas de las dolencias de los pacientes.

- Diagnostican una amplia variedad de condiciones de salud, desde enfermedades agudas hasta crónicas, utilizando para ello tanto el conocimiento clínico como pruebas diagnósticas.

Manejo Continuo de Condiciones de Salud

- Desarrollan y supervisan planes de tratamiento personalizados para manejar y tratar las enfermedades diagnosticadas, ajustándolos según sea necesario en función de la evolución del paciente.

- Prescriben medicamentos y terapias, y realizan procedimientos menores dentro del ámbito de su competencia.

Coordinación de Atención Especializada

- Cuando los pacientes requieren atención más especializada, los médicos de familia coordinan su derivación a especialistas apropiados, asegurando una transición fluida y una comunicación efectiva entre los diferentes niveles de atención.

- Colaboran estrechamente con especialistas y otros profesionales de la salud para desarrollar un enfoque integral en el tratamiento del paciente.

Seguimiento de Pacientes Crónicos

- Ofrecen seguimiento continuo a pacientes con enfermedades crónicas, como diabetes, hipertensión y enfermedades cardiovasculares, para monitorear su progreso y ajustar los tratamientos según sea necesario.

- Implementan planes de manejo de enfermedades crónicas que incluyen cambios en el estilo de vida, educación del paciente y prevención de complicaciones. Además, juegan un papel fundamental en la lograr una adecuada adherencia terapéutica.

Educación y Promoción de la Salud

- Proporcionan educación sobre la salud y asesoramiento sobre la prevención de enfermedades, nutrición, ejercicio y hábitos saludables a los pacientes y sus familias.

- Participan en programas de salud pública y campañas de vacunación para promover la salud y el bienestar en la comunidad.

Cuidados Preventivos

- Realizan exámenes físicos regulares y pruebas de detección para identificar problemas de salud en sus etapas iniciales.

- Asesoran sobre medidas preventivas y chequeos periódicos según la edad, el género y los factores de riesgo del paciente.

Otras funciones

- Realizan informes médicos para valoración de discapacidades, solicitud de material ortopédico, tramitación de incapacidad temporal, entre otros.

ii. Enfermeras

Las enfermeras son fundamentales en el suministro de cuidados directos a los pacientes, encargándose de la administración de medicamentos, realización de curas, toma de muestras para análisis, y el seguimiento riguroso de los tratamientos prescritos. Además, tienen un papel crucial en la educación sanitaria, ofreciendo a los pacientes y a sus familias la información y el apoyo necesarios para gestionar sus condiciones médicas de manera efectiva, promoviendo así un estilo de vida saludable y una mayor comprensión de sus cuidados de salud.

A continuación, se detallan algunas de las funciones principales que realizan las enfermeras en este centro:

Administración de Medicamentos

- Preparan y administran medicamentos prescritos, siguiendo estrictamente las indicaciones médicas para asegurar la dosificación correcta y evitar interacciones medicamentosas adversas.

- Supervisan los efectos de los medicamentos en los pacientes, reportando cualquier reacción adversa o cambio significativo en su estado de salud.

Realización de Procedimientos y Curas

- Realizan una variedad de procedimientos técnicos, como la toma de muestras de sangre, inyecciones, vendajes, y la aplicación de curas, con un alto estándar de asepsia y seguridad.

- Gestionan el cuidado de heridas, incluyendo la evaluación y el seguimiento del proceso de cicatrización, proporcionando educación sobre el cuidado de heridas en el hogar.

Monitorización de Signos Vitales

- Monitorizan de forma regular los signos vitales de los pacientes, como la presión arterial, la frecuencia cardíaca, la temperatura y la saturación de oxígeno, para detectar cualquier desviación de los parámetros normales y actuar rápidamente ante posibles complicaciones.

Educación para la Salud

- Proporcionan educación sanitaria personalizada a los pacientes y sus familias sobre el manejo de enfermedades crónicas, medicamentos, nutrición, ejercicio y otros aspectos relevantes para la promoción de la salud y prevención de enfermedades.

- Organizan y participan en talleres y charlas sobre temas de salud pública, fomentando hábitos saludables en la comunidad.

Atención de Urgencias

- Actúan con rapidez y eficacia en situaciones de urgencia dentro del centro, proporcionando los primeros auxilios y estabilizando a los pacientes en espera de atención médica especializada.

Soporte Emocional

- Ofrecen soporte emocional a los pacientes y sus familias, ayudándoles a afrontar el diagnóstico y tratamiento de enfermedades, y facilitando un espacio seguro para expresar preocupaciones y dudas.

Coordinación y Comunicación

- Colaboran estrechamente con médicos, especialistas y otros profesionales de la salud para garantizar una atención coordinada y coherente.

- Mantienen registros detallados de la atención prestada, asegurando la continuidad de la atención y facilitando la comunicación efectiva entre los diferentes niveles del sistema de salud.

iii. Pediatras

Los pediatras en el centro se especializan en la atención de la salud de los niños y adolescentes, desde el nacimiento hasta la adolescencia. Brindan servicios de prevención, diagnóstico y tratamiento de enfermedades infantiles, prestando especial atención a las necesidades de desarrollo y salud mental de los niños, además de promover hábitos de vida saludables. La existencia de una zona pediátrica independiente demuestra el compromiso del centro con una atención infantil especializada y segura, proporcionando un espacio adaptado que favorece el bienestar de los niños y sus familias.

Aquí se detallan las principales funciones de estos especialistas:

Evaluación y Diagnóstico

- Realizan evaluaciones periódicas del crecimiento y desarrollo de los niños para asegurarse de que alcanzan los hitos apropiados para su edad. Estas evaluaciones incluyen exámenes físicos, revisiones del desarrollo psicomotor y evaluaciones del comportamiento y el aprendizaje.

- Diagnostican y tratan una amplia variedad de enfermedades infantiles, desde infecciones comunes hasta condiciones crónicas complejas, utilizando para ello tanto su conocimiento especializado como pruebas diagnósticas.

Vacunación y Prevención

- Administran el calendario de vacunación para prevenir enfermedades infecciosas en niños y adolescentes, siguiendo las pautas nacionales e internacionales.

- Proporcionan consejos sobre nutrición, seguridad y prevención de accidentes, jugando un papel importante en la promoción de hábitos saludables desde una edad temprana.

Atención Especializada

- Ofrecen atención especializada para tratar condiciones específicas de la infancia, trabajando en estrecha colaboración con otros especialistas cuando se requiere atención multidisciplinar.

- Gestionan condiciones crónicas, como asma, diabetes tipo 1 y trastornos del espectro autista, proporcionando un seguimiento regular y adaptando los tratamientos a las necesidades cambiantes de los pacientes.

Educación y Apoyo a las Familias

- Brindan educación y orientación a los padres y cuidadores sobre el cuidado de la salud de los niños, incluyendo la alimentación, el sueño y el manejo del comportamiento.

- Ofrecen apoyo emocional a las familias, especialmente en el diagnóstico y tratamiento de enfermedades graves o crónicas, facilitando recursos y orientación para el manejo de estas condiciones en el hogar.

Promoción del Bienestar Psicosocial

- Evalúan y promueven el bienestar psicosocial de los niños y adolescentes, abordando aspectos como el estrés escolar, los problemas de conducta y las dificultades emocionales.

- Colaboran con escuelas, psicólogos y otros profesionales para crear redes de apoyo que contribuyan al desarrollo saludable de los menores.

Investigación y Formación Continua

- Permanecen al tanto de los últimos avances en pediatría y medicina infantil para ofrecer tratamientos basados en la evidencia más reciente.

- Participan en programas de formación y capacitación para mejorar continuamente sus habilidades y conocimientos, asegurando así la mejor atención posible para los niños.

iv. *Personal de Apoyo*

El personal de apoyo juega un rol indispensable en el mantenimiento y la operación eficiente del centro. Los administrativos gestionan las citas y la documentación médica, facilitando la comunicación entre pacientes y profesionales de la salud. El personal de limpieza mantiene las instalaciones en óptimas condiciones de higiene y seguridad. Este equipo de apoyo es la base que permite que el centro funcione de manera fluida y eficaz, asegurando una experiencia positiva y segura para todos los usuarios.

A continuación, se detallan las principales funciones del personal de apoyo:

Administrativos

- Gestión de Citas: Organizan las agendas de los profesionales de salud, programando citas y asegurando una distribución eficiente del tiempo para atender a todos los pacientes.

- Atención al Paciente: Son el primer punto de contacto para los pacientes en el centro, proporcionando información, orientación y asistencia con documentación necesaria.

- Manejo de Historias Clínicas: Mantienen y actualizan los registros médicos de los pacientes, asegurando la precisión y anonimato de la información.

- Coordinación de Referencias: Gestionan las referencias a especialistas, pruebas diagnósticas o servicios externos, facilitando la comunicación entre diferentes niveles de atención.

Personal de Mantenimiento y Limpieza

- Limpieza y Desinfección: Realizan la limpieza regular de las instalaciones, incluyendo áreas de espera, consultorios y espacios comunes, para mantener un entorno seguro y libre de patógenos.

- Mantenimiento de Infraestructura: Se encargan de reparaciones menores y del mantenimiento general del edificio, garantizando que las instalaciones estén en condiciones óptimas para pacientes y personal.

Personal de Seguridad

- Seguridad de las Instalaciones: Vigilan el acceso al centro, protegiendo la seguridad de pacientes, personal y visitantes, y asegurando el cumplimiento de las normativas de acceso.

- Gestión de Emergencias: Actúan en situaciones de emergencia dentro del centro, coordinando la respuesta adecuada y asegurando la evacuación segura de personas si fuera necesario.

6. Material y métodos

6.1. Metodología Utilizada – Cuestionario FPSICO 4.1

La evaluación de los factores psicosociales en el ambiente laboral es fundamental para asegurar el bienestar y la productividad de los empleados. Para abordar esta necesidad crítica, esta empresa ha aplicado el cuestionario "Método específico de Evaluación de Factores Psicosociales F-PSICO 4.1", una herramienta desarrollada con el apoyo del Instituto Nacional de Seguridad e Higiene en el Trabajo (INSHT) en España (actual INSST). Este método se distingue por su aplicabilidad universal, adecuado para empresas de cualquier tamaño y sector, proporcionando un medio efectivo para evaluar las condiciones psicosociales a través de la percepción de los trabajadores, por lo que hemos decidido utilizar este método en el estudio. [16]

Aunque el F-PSICO 4.1 permite analizar los datos tanto a nivel individual como colectivo, se recomienda enfocarse en los resultados grupales para preservar el anonimato y por la naturaleza intrínsecamente colectiva de los factores psicosociales evaluados. La metodología no solo sirve para identificar riesgos y evaluar condiciones existentes, sino que también es invaluable para sugerir modificaciones en la organización y gestión que promuevan una mejor utilización de los recursos humanos, optimizando así el rendimiento general de la empresa. [18]

Antes de implementar el cuestionario, es crucial realizar una evaluación preliminar para identificar posibles riesgos psicosociales asociados con las características específicas del trabajo, como altas demandas cognitivas, trabajo en aislamiento, o exposición a situaciones de violencia. Este paso inicial asegura que cualquier medida preventiva necesaria se haya considerado y aplicado adecuadamente. Hicimos esta evaluación preliminar objetivando discrepancia de opiniones en algunos factores psicosociales, por lo que decidimos iniciar el estudio. Se hizo hincapié en la confidencialidad de los datos, el uso de los mismos y el objetivo del estudio, así como la garantización del anonimato, tras lo cual, pasamos los cuestionarios en papel dentro de unos sobres blancos indistinguibles entre sí, fueron rellenados de forma individual sin identificar a los trabajadores, que depositaron los mismos en una caja habilitada para ello en la zona de descanso del personal, en la que se podían meter sobres, pero no extraerlos. [16, 17]

6.2.   Características del F-PSICO 4.1

El "Método específico de Evaluación de Factores Psicosociales F-PSICO 4.1" es un instrumento diseñado para medir y evaluar los factores psicosociales en el ambiente laboral a través de un cuestionario de 75 preguntas. Este método permite analizar detalladamente siete factores psicosociales, cada uno evaluado independientemente en una escala de 0 a 10, para identificar aspectos del trabajo que pueden influir en la salud mental y física de los empleados, así como en su satisfacción y rendimiento laboral. [16]

El uso del método F-PSICO 4.1 facilita la identificación de áreas de mejora en el entorno laboral, permitiendo a las organizaciones tomar medidas informadas para optimizar las condiciones de trabajo y promover un ambiente laboral saludable y productivo. [16]

A continuación, se ofrece una explicación más detallada de cada uno de estos factores:

6.3.   Descripción de los Factores de Riesgo

El FPSICO 4.1. se compone de 75 preguntas, extendiéndose a 89 ítems cuando se consideran las preguntas múltiples, y evalúa 9 factores psicosociales críticos:

1. **Tiempo de Trabajo (TT):** Considera la organización temporal del trabajo y cómo afecta al empleado.

2. **Autonomía (AU):** Evalúa el grado de control que el trabajador tiene sobre su trabajo y su tiempo.

3. **Carga de Trabajo (CT):** Mide la percepción del volumen de trabajo y las demandas físicas y mentales que impone.

4. **Demandas Psicológicas (DP):** Analiza las exigencias psicológicas y emocionales del trabajo.

5. **Variedad/Contenido (VC):** Valora la diversidad y el significado del trabajo realizado.

6. **Participación/Supervisión (PS):** Examina la calidad de la supervisión y la participación en decisiones laborales.

7. **Interés por el Trabajador/Compensación (ITC):** Evalúa cómo la empresa valora y compensa a sus trabajadores.

8. **Desempeño de Rol (DR):** Considera la claridad del rol, las expectativas y la conflictividad de roles.

9. **Relaciones y Apoyo Social (RAS):** Mide la calidad de las relaciones interpersonales y el apoyo social en el trabajo.

6.3.1. Explicación más detallada de los Factores de Riesgo

1. Carga Mental

Evalúa el esfuerzo intelectual necesario para cumplir con las demandas laborales, teniendo en cuenta la capacidad del trabajador y las exigencias del puesto. Puede llevar a fatiga mental y menor rendimiento.

- **Presiones de Tiempo:** la urgencia para cumplir plazos incrementa la carga mental.
- **Esfuerzo de Atención:** requiere concentración sostenida, lo cual aumenta la carga mental.
- **Fatiga Percibida:** sensación de agotamiento mental que afecta a la concentración y a la toma de decisiones.
- **Sobrecarga de Información:** el manejo de demasiada información de forma simultánea incrementa errores y carga mental.
- **Percepción Subjetiva de la Dificultad del Trabajo:** la percepción individual de dificultad influye en la carga mental.

2. Autonomía Temporal

Analiza el control del trabajador sobre su tiempo de trabajo y descanso, incluyendo la flexibilidad de tomar descansos, decidir el orden de las tareas a realizar y ajustar el ritmo de trabajo.

- **Flexibilidad para Tomar Descansos:** poder decidir cuándo tomar descansos mejora la concentración y previene la fatiga.
- **Elección del Orden de las Tareas:** permite organizar tareas según preferencias, aumentando eficacia y satisfacción laboral.
- **Ajuste del Ritmo de Trabajo:** autoadaptar la velocidad de trabajo reduce estrés y fatiga.
- **Mitigación de la Falta de Autonomía Temporal:** estrategias organizativas pueden aliviar la falta de autonomía en entornos rígidos.
- **Importancia de la Autonomía Temporal:** mejora la salud mental y física, la productividad y la satisfacción laboral.

3. Contenido del Trabajo

Evalúa cómo el trabajo activa capacidades humanas y cumple con las expectativas del trabajador, promoviendo el desarrollo psicológico. [19]

- **Variedad de Tareas:** diversas actividades previenen la monotonía y fomentan el interés del profesional.
- **Significado del Trabajo:** percepción de la importancia del trabajo aumenta compromiso y motivación.
- **Motivación:** características del trabajo que satisfacen necesidades intrínsecas del empleado.
- **Importancia y No Monotonía:** desafíos a lo largo del tiempo y variabilidad en las tareas previenen la repetitividad.
- **Impacto en el Desarrollo Psicológico:** influye la identidad profesional, autoestima y satisfacción laboral.

4. Supervisión y Participación

Determina la relación entre el trabajador y la dirección en términos de autonomía decisional y participación.

- **Autonomía Decisional:** libertad para tomar decisiones aumenta motivación y responsabilidad.
- **Participación en Aspectos Relacionados con el Trabajo:** oportunidades para contribuir a decisiones organizativas mejora el compromiso del trabajador.
- **Control Ejercido por los Superiores:** recibir apoyo y directrices claras promueve un equipo más motivado y comprometido.
- **Efectividad de los Canales de Participación:** facilitar la participación de los empleados, mejora el entorno laboral.

5. Definición de Rol

Considera la claridad de las expectativas y responsabilidad del trabajador.

- **Claridad de las Expectativas y Responsabilidades:** conocer las responsabilidades específicas mejora la eficiencia y evita duplicación de tareas.

- **Ambigüedad de Rol:** la falta de información clara sobre tareas y responsabilidades puede causar estrés, inseguridad y confusión.
- **Conflictividad de Rol:** expectativas contradictorias generan estrés y conflicto.
- **Importancia de un Rol Bien Definido:** facilita la evaluación del desempeño, desarrollo profesional y reduce conflictos.

6. Intereses por el Trabajador

Evalúa la consideración y la preocupación de la empresa hacia el trabajador.

- **Consideración Personal y a Largo Plazo:** desarrollo profesional, bienestar, reconocimiento y escucha activa demuestran verdadero interés por sus empleados.
- **Percepción del Trabajador como un Recurso Instrumental a Corto Plazo:** la falta de desarrollo, bienestar y reconocimiento afecta a la motivación y la confianza.

7. Relaciones Personales

Examina cómo las interacciones y el soporte social afectan a la satisfacción y eficiencia laboral.

- **Comunicación entre compañeros:** facilita la resolución de problemas y el flujo de información.
- **Calidad de las Relaciones con Distintos Colectivos:** relaciones saludables fomentan el equipo.
- **Dinámica General del Grupo de Trabajo:** una dinámica positiva mejora la moral y la productividad.
- **Apoyo Social:** el soporte emocional y práctico reduce el estrés y mejora el bienestar y la satisfacción laboral.

6.3.2. Evaluación de los Resultados

La evaluación de los resultados en el método de evaluación de factores psicosociales F-PSICO 4.1 implica el análisis detallado de las respuestas obtenidas a través de los cuestionarios. Este análisis se presenta mediante dos perfiles principales: el Perfil Valorativo y el Perfil Descriptivo, los cuales ofrecen una visión comprensiva de las condiciones psicosociales en el lugar de trabajo y guían la intervención para mejorarlas.[20]

Perfil Valorativo

El Perfil Valorativo sintetiza las puntuaciones medias obtenidas para cada uno de los factores psicosociales evaluados, utilizando una escala de 0 a 10. La visualización de estos datos a través de un perfil gráfico permite identificar de manera clara y rápida las áreas de riesgo y bienestar dentro de la organización. El perfil se representa gráficamente con líneas que unen los puntos correspondientes a las puntuaciones medias de cada factor, creando un contorno que facilita la comparación entre los diferentes factores evaluados. [21]

La clasificación del riesgo en este perfil se divide en tres categorías:

- Situación satisfactoria (0 a 4 puntos): Indica que las condiciones en ese factor son adecuadas y no representan un riesgo psicosocial relevante.
- Situación intermedia (4.01 a 6.99 puntos): Señala que hay aspectos que podrían comenzar a generar molestias o inconformidades entre los trabajadores. Aunque no son críticos, se recomienda actuar para prevenir posibles deterioros.
- Situación nociva (7 a 10 puntos): Muestra un nivel de riesgo alto que requiere atención inmediata para corregir las condiciones que están generando insatisfacción significativa, estrés o incluso el aumento del absentismo.

Perfil Descriptivo

El Perfil Descriptivo proporciona un análisis más detallado, mostrando cómo se distribuyen las respuestas de los trabajadores a cada pregunta del cuestionario. Este perfil es esencial para entender las preferencias, percepciones y problemas específicos dentro de cada factor, ya que detalla el porcentaje de respuestas para cada opción dada, ofreciendo una visión profunda de los aspectos concretos que necesitan atención.

Este perfil también permite identificar el porcentaje de no respuestas, lo cual es importante para evaluar la completitud del cuestionario y la participación de los trabajadores en el proceso de evaluación.

Interpretación y Acción

Una vez realizada la evaluación y obtenidos los perfiles valorativo y descriptivo, la organización debe interpretar estos resultados para desarrollar un plan de acción. Las medidas de intervención deben priorizarse basándose en la clasificación del riesgo identificado, comenzando por las áreas con situaciones nocivas y siguiendo con las situaciones intermedias para mejorar las condiciones laborales y prevenir la aparición de riesgos psicosociales. [2, 10, 22]

Este enfoque estructurado asegura que las acciones correctivas se dirijan de manera eficiente a los aspectos más críticos primero, optimizando el bienestar de los trabajadores y, por ende, la productividad y el ambiente laboral en general.

7. Resultados

Este informe sintetiza los hallazgos de la Evaluación de Riesgos Psicosociales llevada a cabo en un centro sanitario público. El estudio se realizó durante el mes de abril de 2024, con el objetivo de identificar y abordar los factores psicosociales que afectan al bienestar de nuestro personal.

7.1. Distribución de la Muestra y Tasa de Respuesta

- **Total de empleados:** 75

- **Respuestas recibidas:** 75 (100% de participación)

7.2. Desglose de la participación

Desglose de la participación por Puesto de Trabajo del centro sanitario público de Atención Primaria:

- **Médicos de Familia:** 12 respuestas

- **Enfermeras:** 30 respuestas

- **Pediatras:** 8 respuestas

- **Personal de Apoyo:** 25 respuestas

7.3. Resultados Generales

Los resultados obtenidos de la evaluación de los riesgos psicosociales en este centro sanitario se presentan a continuación. Se analizaron diferentes dimensiones psicosociales y se indica el porcentaje de trabajadores expuestos a cada nivel de riesgo en las siguientes categorías: bajo, medio y alto.

Para cada perfil analizado, la tabla indica la proporción total de individuos expuestos al factor, considerando las categorías de situación adecuada, riesgo moderado, riesgo elevado y muy elevado.

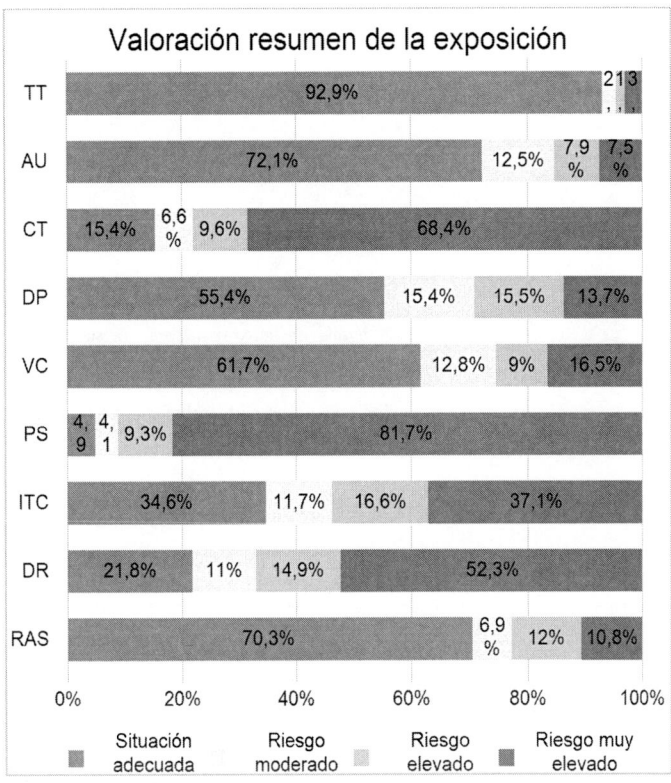

Tabla 2. Valoración de la exposición de los factores psicosociales estudiados.

"El gráfico presenta una visión general de la prevalencia de la exposición a cada uno de los nueve factores del FPSICO 4.1, considerando todas las unidades de análisis."

A continuación, se exponen detalladamente los distintos factores de riesgo psicosocial en todos los trabajadores del centro, posteriormente se hará un análisis por subgrupos.

7.3.1. Tiempo de trabajo

Tiempo de trabajo

TT   92,9%   2|3

0%	20%	40%	60%	80%	100%

- Situación adecuada
- Riesgo moderado
- Riesgo elevado
- Riesgo muy elevado

Tabla 3. Exposición al factor psicosocial de riesgo "tiempo de trabajo".

Ítems Evaluados y Principales Hallazgos:

Los datos muestran que la mayoría de los trabajadores se sienten cómodos con la distribución y la carga horaria de su trabajo, aunque un pequeño grupo aún experimenta desafíos significativos relacionados con el tiempo de trabajo. Las preguntas clave revelan preocupaciones sobre trabajar durante los fines de semana, festivos, y la flexibilidad para balancear el trabajo con la vida personal.

Análisis:

- La mayoría de los trabajadores reportan una "Situación adecuada" en cuanto a la gestión del tiempo de trabajo, lo que sugiere que las condiciones laborales actuales permiten un equilibrio adecuado entre el trabajo y la vida personal.

- Sin embargo, un pequeño grupo enfrenta "Riesgo elevado" y "Riesgo muy elevado", indicando áreas específicas que podrían requerir atención para mejorar la satisfacción laboral y reducir el estrés relacionado con el tiempo de trabajo.

Recomendaciones:

1. **Revisión de Políticas de Horarios:**

   - Evaluar y posiblemente reestructurar las políticas de horarios para asegurar que todos los empleados tengan al menos 48 horas consecutivas de descanso semanal, lo cual es crucial para la recuperación física y mental. [4]

2. **Flexibilidad de Horarios:**

   - Introducir mayor flexibilidad en los horarios de trabajo, permitiendo a los empleados ajustar sus horas de entrada y salida y facilitando el teletrabajo cuando sea posible, especialmente para aquellos con responsabilidades familiares.

3. **Limitación de Trabajo en Fines de Semana y Festivos:**

   - Implementar un sistema de rotación equitativo para el trabajo en fines de semana y festivos, asegurando que ningún empleado tenga una carga desproporcionada de trabajo durante estos períodos.

4. **Programas de Bienestar:**

   - Desarrollar programas de bienestar que ofrezcan soporte adicional, como asesoramiento en gestión del tiempo y estrategias para balancear el trabajo y la vida personal.

5. **Monitoreo y Feedback Continuo:**

   - Realizar encuestas regulares y establecer canales abiertos de comunicación para que los empleados puedan reportar preocupaciones relacionadas con el tiempo de trabajo y sugerir mejoras.

7.3.2. Autonomía

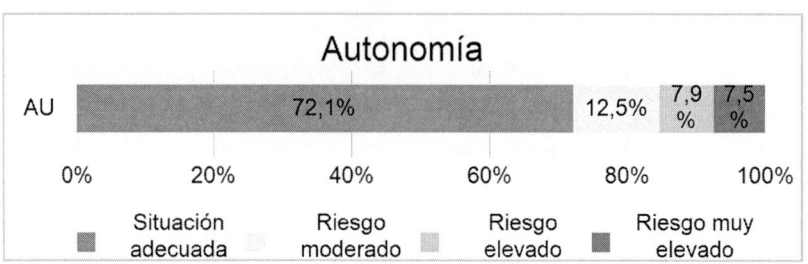

Tabla 4. Exposición al factor psicosocial de riesgo "autonomía".

Ítems Evaluados y Principales Hallazgos:

La evaluación de la autonomía, tanto temporal como decisional, indica que la mayoría de los trabajadores siente que tiene un nivel adecuado de control sobre sus actividades y su entorno de trabajo. Sin embargo, existen grupos significativos que expresan una falta de autonomía, lo que puede afectar su satisfacción laboral y eficacia.

Análisis:

- Los resultados indican una variabilidad considerable en la autonomía experimentada por los trabajadores del centro. Mientras que algunos empleados disfrutan de una alta autonomía tanto temporal como decisional, otros reportan niveles elevados de restricción, lo cual podría influir negativamente en su satisfacción laboral y bienestar psicológico.

Recomendaciones:

1. **Flexibilización de Horarios y Pausas:**

   - Permitir a los empleados mayor flexibilidad para gestionar sus horarios y pausas, adaptándolos a sus necesidades personales siempre que sea posible, para aumentar la autonomía temporal.

2. **Participación en la Planificación del Trabajo:**

- Involucrar a los empleados en la planificación y distribución de las tareas. Esto puede incluir permitir que decidan cómo y cuándo realizar sus actividades, así como influir en la planificación de sus cargas de trabajo.

3. **Autonomía en la Toma de Decisiones:**

- Fomentar una cultura donde los empleados tengan la capacidad de tomar decisiones clave relacionadas con su trabajo, incluyendo la gestión de incidencias y la organización de su espacio de trabajo.

4. **Capacitación en Autogestión:**

- Proporcionar capacitación que habilite a los empleados a manejar mejor su tiempo y responsabilidades, incluyendo formación en habilidades de toma de decisiones y resolución de problemas.

5. **Revisión de Políticas de Autonomía:**

- Revisar y posiblemente modificar las políticas existentes para asegurar que apoyen y promuevan la autonomía de los empleados, eliminando restricciones innecesarias que limiten la flexibilidad y el control personal sobre el trabajo.

7.3.3. Carga de trabajo

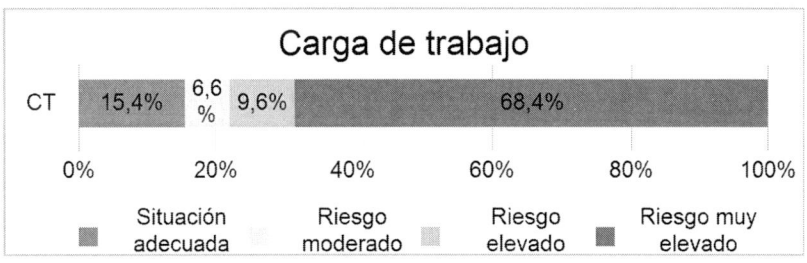

Tabla 5. Exposición al factor psicosocial de riesgo "carga de trabajo".

Ítems Evaluados y Principales Hallazgos:

- La mayoría de los trabajadores indican que el tiempo disponible para realizar su trabajo es insuficiente, resultando en un alto porcentaje de trabajadores en situación de riesgo muy elevado.

- Una gran cantidad de empleados sienten la necesidad de acelerar el ritmo de trabajo con frecuencia, y muchos deben atender múltiples tareas simultáneamente.

- Interrupciones frecuentes y la necesidad de cambiar rápidamente entre diferentes tareas alteran seriamente la ejecución del trabajo, aumentando la percepción de carga de trabajo.

Análisis:

El alto número de trabajadores en la categoría de "Riesgo muy elevado" sugiere una carga de trabajo significativamente alta, lo que podría afectar la salud mental y física del personal, así como la calidad del servicio al paciente. La carga excesiva y la necesidad de multitarea, junto con la falta de tiempo adecuado, son áreas críticas que requieren atención inmediata.

Recomendaciones:

1. **Revisión de Carga de Trabajo:**

   - Realizar una evaluación detallada de las cargas de trabajo en cada departamento para identificar tareas redundantes o procesos ineficientes que se pueden mejorar o eliminar.[11]

2. **Implementación de Pausas Efectivas:**

   - Fomentar y estructurar pausas reglamentarias que permitan a los empleados desconectar brevemente, lo que puede ayudar a reducir el estrés y aumentar la concentración.[12]

3. **Capacitación en Gestión del Tiempo y Priorización:**

   - Ofrecer talleres sobre técnicas de gestión del tiempo y priorización de tareas para ayudar a los empleados a manejar mejor sus cargas de trabajo.

4. **Introducción de Flexibilidad Horaria:**

   - Explorar la posibilidad de introducir horarios de trabajo más flexibles que permitan a los empleados tener un mejor control sobre su tiempo de trabajo y su equilibrio entre la vida laboral y personal.[23]

5. **Apoyo y Recursos Adicionales:**

- Considerar la contratación de personal adicional durante los períodos de mayor carga de trabajo y proporcionar acceso a asesoramiento y apoyo psicológico para ayudar a manejar el estrés laboral.

7.3.4. Demandas psicológicas

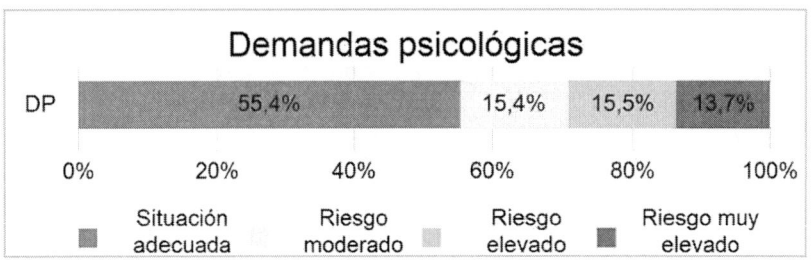

Tabla 6. Exposición al factor psicosocial de riesgo "demandas psicológicas".

Ítems Evaluados y Principales Hallazgos:

El análisis de las demandas psicológicas revela que los trabajadores del centro sanitario estudiado enfrentan una serie de exigencias cognitivas y emocionales variadas. Los ítems evaluados incluyen la necesidad de aprender cosas nuevas, adaptación a nuevas situaciones, iniciativa, memoria, creatividad y la gestión de las emociones tanto propias como de terceros.

Análisis:

Aunque un número considerable de trabajadores se encuentra en una situación adecuada respecto a las demandas psicológicas, hay porcentajes significativos en riesgo elevado y muy elevado. Esto indica que muchos empleados pueden estar experimentando presión debido a las altas expectativas de su rol, especialmente en términos de habilidades cognitivas y gestión emocional. Las demandas de ocultar emociones y responder a problemas emocionales de terceros pueden estar contribuyendo a la tensión laboral.

Recomendaciones:

1. **Formación y Capacitación Continua:**

   - Ofrecer cursos y talleres que fomenten el desarrollo de habilidades cognitivas, como la gestión de la memoria, la creatividad y la adaptación a nuevas situaciones. Esto no solo ayuda a los empleados a enfrentar mejor sus roles, sino que también reduce la percepción de insuficiencia.

2. **Apoyo Emocional y Psicológico:**

   - Establecer programas de apoyo psicológico, incluyendo el acceso a consejería profesional y grupos de apoyo dentro del centro, para ayudar a los empleados a manejar mejor las exigencias emocionales de su trabajo.

3. **Gestión de la Salud Emocional en el Trabajo:**

   - Implementar políticas que permitan a los empleados expresar y gestionar sus emociones de manera saludable, como sesiones de desahogo estructurado y entrenamiento en inteligencia emocional. [12]

4. **Revisión de Políticas de Trabajo:**

   - Revisar las políticas que obligan a los empleados a ocultar sus emociones, reconociendo que la autenticidad puede mejorar la satisfacción laboral y la eficacia en el manejo de relaciones interpersonales.

5. **Reducción de la Carga Emocional:**

   - Evaluar y ajustar las cargas de trabajo para asegurar que las expectativas sean realistas, especialmente en roles que requieren alta interacción emocional con otros, como en el caso de personal que atiende directamente a pacientes.

7.3.5. Variedad / Contenido

Tabla 7. Exposición al factor psicosocial de riesgo "variedad/contenido"

Ítems Evaluados y Principales Hallazgos:

La evaluación de la variedad y el contenido del trabajo revela que, aunque una mayoría se encuentra en una situación adecuada, una proporción no despreciable de trabajadores siente que su trabajo es rutinario y carece de reconocimiento, tanto interna como externamente. Esto puede influir negativamente en la motivación y el compromiso con el trabajo.

Análisis:

La variedad y el sentido del trabajo son cruciales para mantener la motivación y el compromiso de los empleados. Los resultados sugieren que muchos trabajadores perciben su trabajo como rutinario y sienten que falta reconocimiento de su esfuerzo y contribución, tanto de colegas y supervisores como del público y familiares. Este déficit en reconocimiento y variedad puede llevar a una menor satisfacción laboral y productividad.

Recomendaciones:

1. **Enriquecimiento del Trabajo:**

   - Implementar programas de enriquecimiento del trabajo que ofrezcan mayor variedad y desafíos, permitiendo a los empleados participar en la planificación y toma de decisiones relativas a sus tareas. Esto puede aumentar su percepción de contribución y control sobre su trabajo.[3]

2. **Reconocimiento y Retroalimentación:**

- Desarrollar un sistema más estructurado de reconocimiento y retroalimentación positiva que valore tanto los logros individuales como los del equipo. Esto debería incluir reconocimiento de superiores, pares y, cuando sea aplicable, del público.

3. **Conexión con el Propósito Organizacional:**

- Facilitar sesiones donde los empleados puedan ver cómo su trabajo contribuye al éxito general de la organización. Esto podría incluir presentaciones periódicas de diferentes departamentos, destacando logros y proyectos en curso.

4. **Capacitación y Desarrollo:**

- Ofrecer oportunidades continuas de capacitación y desarrollo profesional que permitan a los empleados adquirir nuevas habilidades y conocimientos, reduciendo la monotonía y aumentando la sensación de crecimiento personal y profesional.

5. **Mejora de la Comunicación Interna:**

- Mejorar la comunicación interna para asegurarse de que todos los empleados comprendan cómo su trabajo afecta la organización y cómo sus esfuerzos son apreciados. Esto incluye mejorar la transparencia en las decisiones organizacionales que les afectan directamente.

7.3.6. Participación / Supervisión

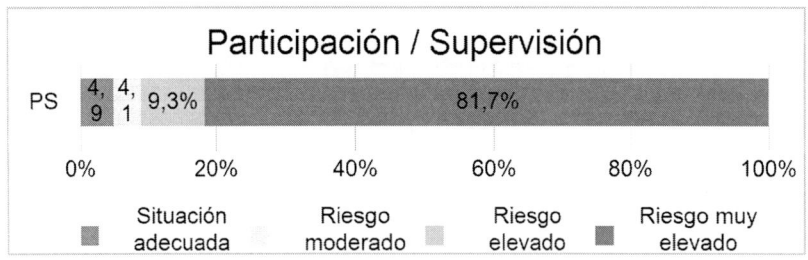

Tabla 8. Exposición al factor psicosocial de riesgo "participación/supervisión".

Ítems Evaluados y Principales Hallazgos:

La evaluación de la participación y supervisión en este centro médico muestra una predominancia de percepciones negativas, especialmente en cuanto a la participación en decisiones clave y la supervisión de tareas. La mayoría de los empleados sienten que tienen un nivel bajo de participación en cambios organizativos y decisiones importantes, mientras que la supervisión que reciben es percibida como inadecuada o excesiva.

Análisis:

El alto número de trabajadores que reportan un "Riesgo muy elevado" sugiere problemas significativos en la dinámica de participación y supervisión. La falta de participación en decisiones importantes y una supervisión deficiente pueden contribuir a la desmotivación y a una menor productividad, afectando negativamente el ambiente laboral y la calidad del servicio ofrecido a los pacientes.

Recomendaciones:

1. **Mejora de la Participación de los Empleados:**

   - Implementar foros regulares y reuniones de equipo donde los empleados puedan expresar sus opiniones y participar activamente en las decisiones que afectan su trabajo. Esto incluye decisiones sobre cambios en el equipo, métodos de trabajo, y políticas del departamento.

2. **Capacitación en Liderazgo para Supervisores:**

   - Ofrecer capacitación y desarrollo continuo a los supervisores para mejorar sus habilidades de gestión, enfocándose en técnicas de supervisión constructiva y apoyo. Esto puede incluir formación en comunicación, retroalimentación positiva, y resolución de conflictos.

3. **Evaluaciones de Desempeño Transparentes y Justas:**

   - Desarrollar un sistema de evaluación de desempeño que sea transparente y justo, permitiendo a los empleados entender cómo se evalúa su trabajo y qué pueden hacer para mejorar. Las evaluaciones deben ser regulares y ofrecer retroalimentación constructiva.[22]

4. **Fomentar la Autonomía en la Supervisión:**

- Ajustar los niveles de supervisión para equilibrar la necesidad de dirección con la autonomía de los empleados, permitiéndoles mayor control sobre su ritmo y método de trabajo, lo cual puede incrementar su satisfacción y eficiencia.

5. **Crear Comités de Participación:**

- Establecer comités de trabajo compuestos por representantes de todos los niveles de la organización para discutir y planificar cambios organizativos. Esto debería incluir discusiones sobre la contratación, reestructuración y desarrollo de normas de trabajo.

7.3.7. *Interés por el trabajador / Compensación*

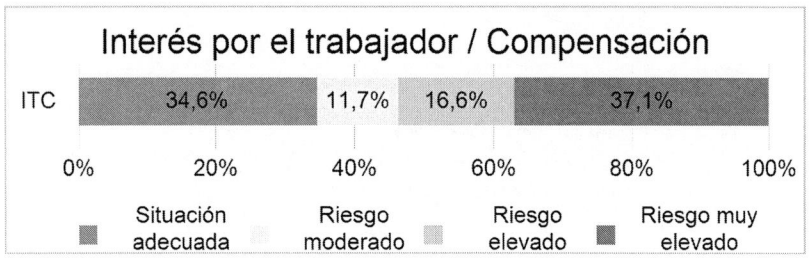

Tabla 9. Exposición al factor psicosocial de riesgo "interés por el trabajador/supervisión".

Ítems Evaluados y Principales Hallazgos:

Los empleados han evaluado varios aspectos relacionados con la información sobre desarrollo profesional, promoción, formación y la equidad en la compensación. Los resultados sugieren preocupaciones significativas respecto a la correspondencia entre el esfuerzo realizado y las recompensas recibidas, así como la satisfacción con el salario y las oportunidades de promoción y formación.

Análisis:

La cantidad de trabajadores que perciben un "Riesgo muy elevado" en relación con el interés por el trabajador y la compensación indica que hay áreas significativas de mejora. Las preocupaciones principales incluyen la falta de claridad en las oportunidades de promoción, insuficiencia en las iniciativas de formación y percepciones de inequidad en la compensación.

Recomendaciones:

1. **Mejorar la Comunicación sobre Oportunidades de Desarrollo:**

   - Fortalecer los canales de comunicación para asegurar que todos los empleados estén bien informados sobre las oportunidades de formación y promoción disponibles. Esto puede incluir sesiones informativas regulares y actualizaciones en el portal interno de la empresa.

2. **Revisión de la Estructura Salarial:**

   - Realizar una revisión exhaustiva de la estructura salarial y las políticas de compensación para garantizar que sean competitivas y justas. Considerar la implementación de bonificaciones por desempeño y otros incentivos que reflejen adecuadamente el esfuerzo y la contribución de los empleados.

3. **Planificación de Carrera y Desarrollo Profesional:**

   - Desarrollar y promover planes de carrera individualizados que ayuden a los empleados a visualizar su progreso y desarrollo dentro de la organización. Esto debería incluir mentorías y programas de liderazgo destinados a preparar a los empleados para roles avanzados.

4. **Evaluación y Retroalimentación de la Formación:**

   - Evaluar la efectividad de los programas de formación actuales y ajustarlos según sea necesario para asegurar que cumplan con las necesidades de desarrollo profesional de los empleados. Incluir encuestas de satisfacción post-formación para recoger feedback y mejorar continuamente las ofertas de formación.

5. **Transparencia en la Promoción y Requisitos de los Puestos:**

   - Aumentar la transparencia en los criterios utilizados para las decisiones de promoción y en la selección para plazas avanzadas. Esto ayudará a los empleados a entender qué se espera de ellos para avanzar y cómo pueden prepararse para cumplir esos criterios.

7.3.8. Desempeño de rol

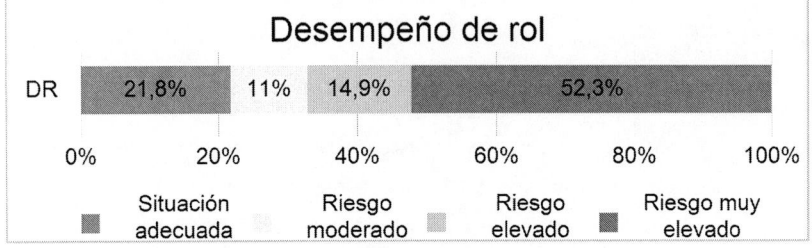

Tabla 10. Exposición al factor psicosocial de riesgo "desempeño de rol".

Ítems Evaluados y Principales Hallazgos:

Los empleados han evaluado aspectos clave relacionados con el desempeño de sus roles, incluyendo la claridad de las instrucciones y expectativas, la adecuación de los recursos, y la coherencia de las demandas del trabajo. Los resultados sugieren que una cantidad significativa de trabajadores enfrenta ambigüedades y desafíos relacionados con la definición y las expectativas de sus roles, lo que resulta en un alto nivel de riesgo percibido en el desempeño de sus funciones.

Análisis:

La proporción elevada de trabajadores en "Riesgo muy elevado" indica problemas serios en cómo los roles están estructurados y comunicados dentro de la organización. La falta de claridad en las funciones y la sobrecarga de tareas inapropiadas son problemas destacados que pueden contribuir a la confusión y al estrés, afectando negativamente el rendimiento y la satisfacción laboral.

Recomendaciones:

1. **Clarificación de Roles y Expectativas:**

   - Desarrollar descripciones de roles más detalladas y precisas que incluyan información clara sobre las responsabilidades, competencias, y métodos de trabajo. Asegurar que cada empleado tenga acceso a esta información y la comprenda completamente. [24]

2. **Mejora en la Comunicación de Instrucciones:**

   - Implementar procesos más estructurados para la comunicación de instrucciones, asegurando que sean coherentes y no contradictorias. Considerar el uso de herramientas digitales para centralizar y clarificar las comunicaciones.

3. **Evaluación de Recursos Disponibles:**

   - Realizar auditorías regulares de los recursos disponibles para garantizar que todos los empleados tengan los recursos humanos y materiales necesarios para realizar sus tareas eficazmente.

4. **Formación en Toma de Decisiones Éticas:**

   - Proporcionar formación sobre ética y toma de decisiones para ayudar a los empleados a manejar situaciones que puedan suponer conflictos morales, legales o emocionales.

5. **Revisión de la Carga de Trabajo:**

   - Monitorizar y ajustar la carga de trabajo para asegurar que sea manejable y que las tareas asignadas sean apropiadas para las funciones de cada empleado. Evitar sobrecargar a los empleados con tareas que no corresponden a sus roles.
   15

7.3.9. *Relaciones y apoyo social*

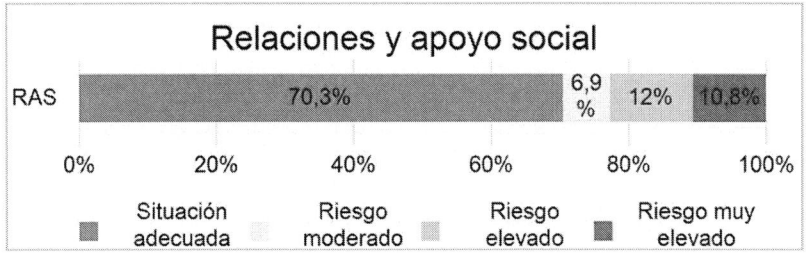

Tabla 11. Exposición al factor psicosocial de riesgo "relaciones y apoyo social".

41

Ítems Evaluados y Principales Hallazgos:

La evaluación revela que mientras una gran mayoría de trabajadores se siente adecuadamente apoyada y bien relacionada en el trabajo, existe un grupo significativo que experimenta problemas en las relaciones y el apoyo social en este ambulatorio. Los desafíos incluyen la falta de apoyo en situaciones complicadas y la presencia de conflictos interpersonales y discriminación.

Análisis:

Aunque la mayoría de los trabajadores reportan buenas relaciones y apoyo social, los indicadores de riesgo elevado y muy elevado sugieren áreas de preocupación que pueden afectar la moral y la productividad del personal. Conflictos interpersonales, falta de apoyo en situaciones delicadas y sensaciones de discriminación son problemas que requieren atención para mantener un ambiente de trabajo saludable y productivo.

Recomendaciones:

1. **Fortalecer la Cultura de Apoyo:**

   - Promover una cultura de apoyo y colaboración entre todos los niveles de empleados mediante programas de mentoría y talleres de trabajo en equipo.

2. **Capacitación en Resolución de Conflictos:**

   - Implementar formación regular en resolución de conflictos para todos los empleados, enseñando técnicas efectivas para manejar y resolver disputas de manera constructiva.

3. **Monitoreo y Respuesta a Conflictos:**

   - Establecer un sistema claro y accesible para reportar y responder a conflictos interpersonales y situaciones de violencia o acoso, asegurando que todos los reportes sean tratados con seriedad y anonimato.

4. **Promoción de la Diversidad y la Inclusión:**

- Desarrollar y fortalecer políticas de diversidad e inclusión para abordar y prevenir la discriminación en el lugar de trabajo. Esto puede incluir sesiones de sensibilización y formación sobre diversidad.

5. **Evaluación Regular del Ambiente Laboral:**

- Realizar encuestas y evaluaciones regulares del clima laboral para obtener retroalimentación sobre las relaciones interpersonales y el apoyo social, utilizando estos datos para guiar mejoras en las políticas y prácticas.

7.4. Resultados Específicos

Los resultados obtenidos de la evaluación de los riesgos psicosociales en este centro sanitario se presentan ahora de una forma más específica por cada puesto:

A continuación, se analizaron los diferentes puestos de trabajo

- Enfermeras
- Médicos de Familia
- Pediatras
- Personal de Apoyo

7.4.1. Enfermeras

Enfermeras

TT	98%
AU	69%
CT	63%
DP	76%
VC	85%
PS	94%
ITC	52%
DR	58%
RAS	80%

0% 20% 40% 60% 80% 100%

Tabla 12. Exposición al factor psicosocial del puesto de trabajo de Enfermera.

Para el puesto de trabajo de Enfermera, los puntos de mayor carga identificados son Carga de Trabajo (CT), Participación/Supervisión (PS), Interés por el Trabajador/Compensación (ITC) y Desempeño de Rol (DR). A continuación, se explica en detalle cada uno de estos aspectos:

Carga de Trabajo (CT)

Volumen de trabajo y demandas físicas y mentales:

- **Exceso de Trabajo:** Un 71,7% de las enfermeras consideran que la cantidad de trabajo que tienen es excesiva. Este alto porcentaje indica una percepción generalizada de sobrecarga laboral.

- **Ritmo Acelerado:** Un 60,5% de las enfermeras deben acelerar su ritmo de trabajo "siempre o casi siempre", lo que sugiere una presión constante para cumplir con las demandas del trabajo en un tiempo limitado.

- **Interrupciones Frecuentes:** La necesidad de atender múltiples tareas simultáneamente es alta, con un 71,7% que deben hacerlo "siempre o casi siempre". Además, un 40,3% mencionan que las interrupciones alteran significativamente la ejecución de su trabajo.

44

- **Irregularidad e Imprevisibilidad:** La cantidad de trabajo es vista como irregular e imprevisible por un 39,5% de las enfermeras "a menudo" y un 30,2% "a veces", lo que contribuye a la dificultad de planificación y gestión del tiempo.

Una de las preguntas a tener en cuenta es **¿El tiempo de que dispones para realizar tu trabajo es suficiente y adecuado?**

- **Siempre o casi siempre:** 2,7%

- **A menudo:** 4,7%

- **A veces:** 24,4%

- **Nunca o casi nunca:** 68,2%

Comentario: Una abrumadora mayoría de las enfermeras (68,2%) siente que "nunca o casi nunca" tienen suficiente tiempo para realizar su trabajo adecuadamente. Esto sugiere una importante sobrecarga de trabajo y una falta de tiempo suficiente para cumplir con sus responsabilidades de manera efectiva. La percepción de tiempo insuficiente puede conducir a un aumento del estrés, errores y una disminución de la calidad de atención al paciente.

Otra de las preguntas a tener en cuenta es **¿La ejecución de tu tarea te impone trabajar con rapidez?**

- **Siempre o casi siempre:** 58,1%

- **A menudo:** 26,4%

- **A veces:** 14,7%

- **Nunca o casi nunca:** 0,8%

Comentario: El 58,1% de las enfermeras indican que deben trabajar con rapidez "siempre o casi siempre", y un 26,4% "a menudo". Esto refleja una constante presión para realizar tareas rápidamente, lo cual puede afectar negativamente la calidad del trabajo y aumentar el riesgo de errores. La presión por la velocidad puede ser un indicador de una carga de trabajo inadecuada o de procesos ineficientes.

¿Con qué frecuencia debes acelerar el ritmo de trabajo?

- **Siempre o casi siempre:** 60,5%

- **A menudo:** 30,2%

- **A veces:** 9,3%

- **Nunca o casi nunca:** 0%

Comentario: Una mayoría significativa (60,5%) de las enfermeras debe acelerar el ritmo de trabajo "siempre o casi siempre". Esta necesidad constante de acelerar el ritmo puede llevar a un desgaste físico y emocional, así como a un incremento del estrés laboral. La falta de oportunidades para trabajar a un ritmo adecuado es un problema crítico que necesita ser abordado.

¿Debes atender a varias tareas al mismo tiempo?

- **Siempre o casi siempre:** 71,7%

- **A menudo:** 23,3%

- **A veces:** 5%

- **Nunca o casi nunca:** 0%

Comentario: El 71,7% de las enfermeras tienen que atender a varias tareas al mismo tiempo "siempre o casi siempre". La multitarea puede disminuir la eficacia y aumentar los errores debido a la división de la atención entre múltiples tareas. Este dato sugiere que las enfermeras están sobrecargadas y necesitan un mejor apoyo o redistribución de tareas.

En el caso de que existan interrupciones, ¿alteran seriamente la ejecución de tu trabajo?

- **Siempre o casi siempre:** 33,3%

- **A menudo:** 40,3%

- **A veces:** 24,8%

- **Nunca o casi nunca:** 1,6%

Comentario: Las interrupciones alteran seriamente la ejecución del trabajo de las enfermeras en un 33,3% de los casos "siempre o casi siempre" y en un 40,3% "a menudo". Esto indica que las interrupciones no solo son frecuentes, sino que también tienen un impacto significativo en su capacidad para realizar tareas eficientemente. Es crucial implementar medidas para minimizar interrupciones y permitir un enfoque más sostenido en las tareas críticas.

¿La cantidad de trabajo que tienes suele ser irregular e imprevisible?

- **Siempre o casi siempre:** 24,8%

- **A menudo:** 39,5%

- **A veces:** 30,2%

- **Nunca o casi nunca:** 5,5%

Comentario: La cantidad de trabajo es irregular e imprevisible para el 24,8% de las enfermeras "siempre o casi siempre" y para el 39,5% "a menudo". Esta imprevisibilidad puede complicar la planificación y gestión del tiempo, aumentando el estrés y la dificultad para equilibrar las demandas laborales con la vida personal.

En general, la cantidad de trabajo que tienes es:

- **Excesiva:** 71,7%

- **Elevada:** 26,4%

- **Adecuada:** 1,9%

- **Escasa/Muy escasa:** 0%

Comentario: Una abrumadora mayoría de las enfermeras (71,7%) considera que la cantidad de trabajo es excesiva, y un 26,4% la consideran elevada. Estos datos indican una percepción generalizada de sobrecarga de trabajo, lo que puede tener implicaciones negativas para la salud y bienestar de las enfermeras, así como para la calidad de atención a los pacientes.

Participación/Supervisión (PS)

Calidad de la supervisión y participación en decisiones laborales:

- **Baja Participación en Decisiones:** Un 69,7% de las enfermeras indican que no tienen ninguna participación en decisiones relacionadas con la reestructuración o reorganización de departamentos, lo que refleja una falta de influencia en aspectos clave de su entorno laboral.

- **Información Limitada:** Un 43% de las enfermeras consideran que su trabajo no está reconocido ni apreciado por sus superiores "nunca o casi nunca". Además, un 32,6% piensan que solo "a veces" reciben reconocimiento adecuado.

- **Supervisión Inadecuada:** La supervisión sobre el ritmo de trabajo es vista como excesiva por un 40,7% de las enfermeras, lo que puede generar estrés adicional al sentirse microgestionadas. Asimismo, un 13,2% consideran la supervisión insuficiente, lo que puede llevar a una falta de apoyo y guía adecuada.

A continuación, se explicarán algunas de las preguntas más destacadas del cuestionario.

- **Introducción de cambios en los equipos y materiales**

  - **Puedo decidir:** 0,8%

  - **Se me consulta:** 0,8%

  - **Sólo recibo información:** 29,1%

  - **Ninguna participación:** 69,3%

Comentario: Una mayoría significativa (69,3%) de las enfermeras no tiene ninguna participación en la introducción de cambios en los equipos y materiales. Esto sugiere una falta de inclusión en decisiones importantes que afectan directamente su trabajo diario, lo que puede impactar negativamente en su motivación y sentido de pertenencia.

- **Introducción de cambios en la manera de trabajar**

  - **Puedo decidir:** 0,8%

  - **Se me consulta:** 0,8%

  - **Sólo recibo información:** 29,1%

  - **Ninguna participación:** 69,3%

Comentario: El 69,3% de las enfermeras indican que no participan en los cambios en la manera de trabajar, lo que refleja una falta de autonomía y control sobre sus procesos laborales. La participación limitada puede llevar a una menor satisfacción laboral y a una resistencia al cambio.

- **Lanzamiento de nuevos o mejores productos o servicios**

  - **Puedo decidir:** 0,8%

  - **Se me consulta:** 0,8%

  - **Sólo recibo información:** 29,1%

  - **Ninguna participación:** 69,3%

Comentario: La mayoría de las enfermeras (69,3%) no tienen participación en el lanzamiento de nuevos o mejores productos o servicios. Esta exclusión puede afectar su percepción de valor dentro de la organización y su compromiso con la innovación.

Reestructuración o reorganización de departamentos o áreas de trabajo

- **Puedo decidir:** 0,4%

- **Se me consulta:** 0,8%

- **Sólo recibo información:** 29,1%

- **Ninguna participación:** 69,7%

Comentario: Un 69,7% de las enfermeras no participa en la reestructuración o reorganización de departamentos, lo que evidencia una falta de voz en decisiones estructurales importantes. Esta carencia de participación puede conducir a un sentimiento de impotencia y desmotivación.

- **Cambios en la dirección o entre tus superiores**

  - **Puedo decidir:** 0,8%

  - **Se me consulta:** 0,8%

  - **Sólo recibo información:** 29,1%

  - **Ninguna participación:** 69,3%

Comentario: La falta de participación en cambios en la dirección o entre superiores es alta (69,3%). Esto sugiere que las enfermeras no tienen influencia sobre decisiones de liderazgo, lo cual puede impactar negativamente en la transparencia y confianza en la gestión.

- **Contratación o incorporación de nuevos empleados**

- **Puedo decidir:** 0,8%

- **Se me consulta:** 0,8%

- **Sólo recibo información:** 29,1%

- **Ninguna participación:** 69,3%

Comentario: Un 69,3% de las enfermeras no participa en la contratación o incorporación de nuevos empleados, lo que indica una falta de participación en la formación de equipos. Esto podría afectar la dinámica de equipo y la integración de nuevos miembros.

- **Elaboración de las normas de trabajo**

  - **Puedo decidir:** 0,8%

  - **Se me consulta:** 0,8%

  - **Sólo recibo información:** 29,1%

  - **Ninguna participación:** 69,3%

Comentario: La mayoría de las enfermeras (69,3%) no tienen voz en la elaboración de las normas de trabajo. Esta exclusión puede resultar en reglas que no reflejan las necesidades y realidades del trabajo diario, generando insatisfacción y conflictos laborales.

¿Cómo valoras la supervisión que tu responsable inmediato ejerce sobre los siguientes aspectos de tu trabajo?

- **El método para realizar el trabajo**

  - **No interviene:** 12,4%

  - **Insuficiente:** 13,2%

  - **Adecuada:** 33,7%

  - **Excesiva:** 40,7%

Comentario: El 40,7% de las enfermeras considera que la supervisión del método para realizar el trabajo es excesiva. Esta percepción de microgestión puede generar un entorno de trabajo estresante y reducir la autonomía y satisfacción laboral.

- **La planificación del trabajo**

  - **No interviene:** 12,4%

  - **Insuficiente:** 13,2%

  - **Adecuada:** 33,7%

  - **Excesiva:** 40,7%

Comentario: Similar al método de trabajo, el 40,7% percibe la supervisión de la planificación del trabajo como excesiva, lo que sugiere una tendencia a la microgestión. Esto puede afectar negativamente la capacidad de las enfermeras para gestionar su tiempo y tareas de manera efectiva.

- **El ritmo de trabajo**

  - **No interviene:** 12,4%

  - **Insuficiente:** 13,2%

  - **Adecuada:** 33,7%

  - **Excesiva:** 40,7%

Comentario: La percepción de una supervisión excesiva del ritmo de trabajo (40,7%) es preocupante, ya que puede llevar a un aumento del estrés laboral y una disminución de la calidad del trabajo debido a la presión constante.

- **La calidad del trabajo realizado**

  - **No interviene:** 12,4%

  - **Insuficiente:** 13,2%

  - **Adecuada:** 33,7%

  - **Excesiva:** 40,7%

Comentario: La supervisión de la calidad del trabajo también es vista como excesiva por el 40,7% de las enfermeras. Esta percepción de sobre-supervisión puede resultar en una disminución de la moral y la motivación, ya que las enfermeras pueden sentir que su profesionalismo y competencias no son valorados adecuadamente.

Interés por el Trabajador/Compensación (ITC)

Valoración y compensación de los trabajadores:

- **Desarrollo Profesional:** Un 47,7% de las enfermeras sienten que no existe posibilidad de desarrollo profesional en su puesto de trabajo. Esto indica una percepción de estancamiento y falta de oportunidades para crecer y mejorar.

- **Formación Inadecuada:** Un 43,4% consideran que la formación que se les imparte es "totalmente insuficiente", y un 46,1% piensan que es "insuficiente en algunos casos". Esto sugiere que las enfermeras no se sienten adecuadamente preparadas o actualizadas para sus tareas.

- **Recompensas Insuficientes:** Un 55,8% de las enfermeras opinan que la correspondencia entre su esfuerzo y las recompensas es "totalmente insuficiente", y un 38,4% la consideran "insuficiente en algunos casos". Esto puede afectar la motivación y satisfacción laboral.

Una de las preguntas a tener en cuenta es **¿Cómo valoras el grado de información que te proporciona la empresa sobre los siguientes aspectos?**

- **Las posibilidades de formación**

    - **No hay información:** 38,8%

    - **Insuficiente:** 43%

    - **Es adecuada:** 18,2%

Comentario: Una mayoría significativa de las enfermeras (43%) considera que la información sobre las posibilidades de formación es insuficiente, y un 38,8% siente que no hay información al respecto. Solo un 18,2% cree que la información es adecuada. Esto indica una clara falta de comunicación y transparencia en oportunidades de desarrollo profesional.

- **Las posibilidades de promoción**

  - **No hay información:** 38,8%

  - **Insuficiente:** 43%

  - **Es adecuada:** 18,2%

Comentario: Similar a la formación, las enfermeras perciben una falta de información adecuada sobre las posibilidades de promoción. La mayoría (43%) considera la información insuficiente, lo cual puede limitar las oportunidades de avance y crecimiento dentro de la organización.

- **Los requisitos para ocupar plazas de promoción**

  - **No hay información:** 38,8%

  - **Insuficiente:** 43%

  - **Es adecuada:** 18,2%

Comentario: La percepción de insuficiencia de información sobre los requisitos para ocupar plazas de promoción es alta (43%), y un 38,8% siente que no hay información. Solo un 18,2% la considera adecuada, lo que sugiere una falta de claridad en los criterios y procesos de promoción.

¿Te facilita la empresa el desarrollo profesional (promoción, plan de carrera, etc.)?

- **Adecuadamente:** 3,9%

- **Regular:** 11,2%

- **Insuficientemente:** 37,2%

- **No existe posibilidad de desarrollo profesional:** 47,7%

Comentario: Un 47,7% de las enfermeras sienten que no existe posibilidad de desarrollo profesional en su puesto de trabajo, y un 37,2% considera que la facilitación es insuficiente. Solo un 3,9% la encuentra adecuada, lo cual indica una percepción de estancamiento y falta de oportunidades de crecimiento.

¿Cómo definirías la formación que se imparte o se facilita desde tu empresa?

- **Muy adecuada:** 1,2%

- **Suficiente:** 9,3%

- **Insuficiente en algunos casos:** 46,1%

- **Totalmente insuficiente:** 43,4%

Comentario: La formación proporcionada por la empresa es considerada "totalmente insuficiente" por un 43,4% de las enfermeras, y "insuficiente en algunos casos" por un 46,1%. Solo un 1,2% la encuentra muy adecuada, lo que sugiere una necesidad urgente de mejorar los programas de formación.

En general, la correspondencia entre el esfuerzo que haces y las recompensas que la empresa te proporciona es:

- **Muy adecuada:** 0%

- **Suficiente:** 5,8%

- **Insuficiente en algunos casos:** 38,4%

- **Totalmente insuficiente:** 55,8%

Comentario: La mayoría de las enfermeras (55,8%) opina que la correspondencia entre su esfuerzo y las recompensas es "totalmente insuficiente", y un 38,4% la considera "insuficiente en algunos casos". Esto puede impactar negativamente en la motivación y satisfacción laboral, indicando una percepción generalizada de falta de reconocimiento y compensación adecuada.

Considerando los deberes y responsabilidades de tu trabajo, ¿estás satisfecho/a con el salario que recibes?

- **Muy satisfecho:** No disponible en los datos

- **Satisfecho:** No disponible en los datos

- **Insatisfecho:** No disponible en los datos

- **Muy insatisfecho:** No disponible en los datos

Comentario: La información específica sobre la satisfacción con el salario no está disponible en los datos proporcionados, pero considerando las respuestas anteriores, es probable que exista una insatisfacción significativa relacionada con la compensación.

Desempeño de Rol (DR)

Claridad del rol, expectativas y conflictividad de roles:

- **Información Poco Clara:** Un 37,6% de las enfermeras encuentran que la información sobre la calidad del trabajo esperado es "nada clara", lo que puede causar confusión y ansiedad sobre el desempeño adecuado.

- **Asignación de Tareas Inadecuada:** Un 35,3% de las enfermeras indican que "a menudo" se les asignan tareas que no pueden realizar debido a la falta de recursos humanos o materiales, lo que afecta su capacidad para cumplir con sus responsabilidades.

- **Instrucciones Contradictorias:** Un 24,4% de las enfermeras reciben "a menudo" instrucciones contradictorias, y un 33,7% "a veces". Esta situación puede generar conflicto y dificultades en la toma de decisiones, afectando negativamente el desempeño laboral.

- **Responsabilidades fuera del Rol:** Las enfermeras también enfrentan la exigencia de responsabilidades o tareas que no corresponden a su rol específico, lo que puede aumentar la carga de trabajo y generar frustración.

Conclusiones y Recomendaciones

Para abordar estos puntos críticos, se pueden considerar las siguientes acciones:

1. **Reducir la Carga de Trabajo:** Implementar medidas para redistribuir la carga laboral, contratar personal adicional y optimizar procesos para reducir la presión y ritmo acelerado del trabajo.

2. **Mejorar la Participación y Supervisión:** Fomentar la participación activa de las enfermeras en decisiones importantes y proporcionar una supervisión más equilibrada, que apoye sin ser intrusiva.

3. **Incrementar el Interés y Compensación:** Ofrecer oportunidades claras de desarrollo profesional, mejorar los programas de formación y asegurarse de que las recompensas y el reconocimiento sean proporcionales al esfuerzo realizado.

4. **Clarificar el Desempeño de Rol:** Proporcionar información clara y coherente sobre las expectativas de calidad y cantidad de trabajo, y asegurarse de que las tareas asignadas estén dentro del rol y capacidades del personal.

7.4.2. Médicos de Familia

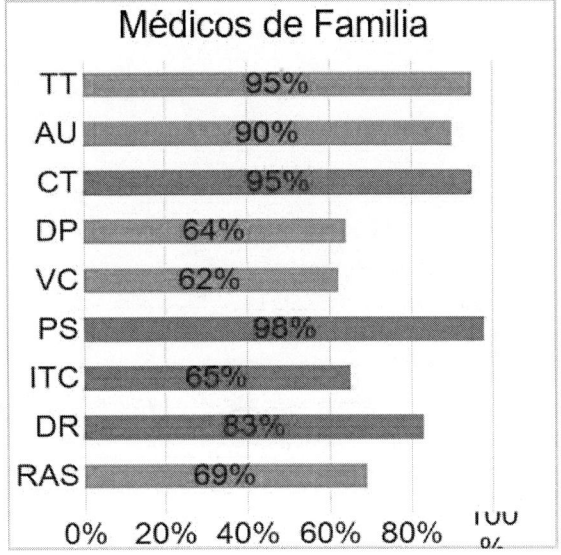

Tabla 13. Exposición al factor psicosocial del puesto de trabajo de Médicos de Familia.

Para los médicos de familia, los puntos de mayor carga identificados son Carga de Trabajo (CT), Participación/Supervisión (PS), Interés por el Trabajador/Compensación (ITC) y Desempeño de Rol (DR). A continuación, se explica en detalle cada uno de estos aspectos:

Carga de Trabajo (CT)

Volumen de trabajo y demandas físicas y mentales:

- **Exceso de Trabajo:** Los médicos de familia suelen enfrentar una carga de trabajo elevada, con muchas consultas diarias y la necesidad de atender a una variedad de pacientes con diferentes necesidades y urgencias.

- **Ritmo Acelerado:** Similar a otros profesionales de la salud, los médicos de familia deben trabajar rápidamente para atender a todos sus pacientes, lo que puede llevar a fatiga y burnout.

- **Interrupciones Frecuentes:** Los médicos de familia a menudo deben manejar múltiples tareas simultáneamente, como atender llamadas, revisar resultados de pruebas y ver pacientes en consulta, lo que incrementa la presión y dificulta la concentración.

- **Irregularidad e Imprevisibilidad:** La naturaleza del trabajo médico implica manejar situaciones imprevistas, emergencias y variaciones en la cantidad de pacientes, lo que puede complicar la planificación del tiempo y aumentar el estrés.

Participación/Supervisión (PS)

Calidad de la supervisión y participación en decisiones laborales:

- **Baja Participación en Decisiones:** Los médicos de familia pueden sentir que tienen poca influencia en decisiones administrativas o organizativas, como cambios en procedimientos o implementación de nuevas políticas de salud.

- **Información Limitada:** La falta de información oportuna y adecuada sobre cambios en el entorno laboral o nuevas directrices puede afectar negativamente la capacidad de los médicos de familia para desempeñar sus funciones de manera efectiva.

- **Supervisión Inadecuada:** A veces, la supervisión puede ser percibida como insuficiente o excesiva. La falta de apoyo en momentos críticos o la sensación de ser microgestionados puede generar descontento y afectar la moral.

Interés por el Trabajador/Compensación (ITC)

Valoración y compensación de los trabajadores:

- **Desarrollo Profesional:** Los médicos de familia pueden sentir que no tienen suficientes oportunidades de desarrollo profesional, como formación continua, especialización o progresión en su carrera.

- **Formación Inadecuada:** La percepción de que la formación ofrecida no es suficiente para mantenerse al día con los avances médicos y las nuevas tecnologías puede ser una fuente de frustración.

- **Recompensas Insuficientes:** La percepción de que las recompensas no son proporcionales al esfuerzo invertido es común. Los médicos de familia pueden sentir que su compensación financiera y los beneficios no reflejan adecuadamente su carga de trabajo y responsabilidades.

Desempeño de Rol (DR)

Claridad del rol, expectativas y conflictividad de roles:

- **Información Poco Clara:** Los médicos de familia pueden enfrentar incertidumbre sobre las expectativas específicas de su rol, como los estándares de calidad, la cantidad de pacientes a atender y los protocolos a seguir.

- **Asignación de Tareas Inadecuada:** A menudo se les asignan tareas adicionales que no están directamente relacionadas con la atención al paciente, como tareas administrativas, lo que puede interferir con su capacidad para concentrarse en su labor principal.

- **Instrucciones Contradictorias:** La recepción de instrucciones contradictorias de diferentes niveles de la administración puede causar confusión y estrés, afectando negativamente la eficiencia y la satisfacción laboral.

- **Responsabilidades fuera del Rol:** Los médicos de familia pueden verse obligados a asumir responsabilidades que no corresponden a su rol específico, lo que aumenta su carga de trabajo y puede llevar a conflictos y dilemas éticos.

Conclusiones y Recomendaciones

Para abordar estos puntos críticos, se pueden considerar las siguientes acciones:

1. **Reducir la Carga de Trabajo:** Implementar sistemas de gestión del tiempo más eficientes, contratar personal adicional y optimizar los procesos para reducir la presión sobre los médicos de familia.

2. **Mejorar la Participación y Supervisión:** Fomentar la participación de los médicos de familia en las decisiones administrativas y organizativas y proporcionar una supervisión equilibrada que apoye sin ser intrusiva.

3. **Incrementar el Interés y Compensación:** Ofrecer oportunidades claras de desarrollo profesional, mejorar los programas de formación y asegurar que las recompensas y el reconocimiento sean proporcionales al esfuerzo realizado.

4. **Clarificar el Desempeño de Rol:** Proporcionar información clara y coherente sobre las expectativas de calidad y cantidad de trabajo, y asegurarse de que las tareas asignadas estén dentro del rol y capacidades del personal médico.

7.4.3. Pediatras

Tabla 14. Exposición al factor psicosocial del puesto de trabajo de Pediatras.

Para los pediatras, los puntos de mayor carga identificados son Carga de Trabajo (CT), Participación/Supervisión (PS) y Desempeño de Rol (DR). A continuación, se explica en detalle cada uno de estos aspectos:

Carga de Trabajo (CT)

Volumen de trabajo y demandas físicas y mentales:

- **Exceso de Trabajo:** Un 42,9% de los pediatras consideran que la cantidad de trabajo que tienen es excesiva, y un 47,6% la consideran elevada. Este alto porcentaje indica una percepción generalizada de sobrecarga laboral.

- **Ritmo Acelerado:** Un 45,2% de los pediatras deben trabajar con rapidez "siempre o casi siempre", lo que sugiere una presión constante para cumplir con las demandas del trabajo en un tiempo limitado.

- **Interrupciones Frecuentes:** Los pediatras a menudo deben manejar múltiples tareas simultáneamente y atender emergencias, lo que incrementa la presión y dificulta la concentración.

- **Irregularidad e Imprevisibilidad:** La cantidad de trabajo es vista como irregular e imprevisible por un 45,2% "a menudo" y un 33,3% "a veces", lo que contribuye a la dificultad de planificación y gestión del tiempo.

Participación/Supervisión (PS)

Calidad de la supervisión y participación en decisiones laborales:

- **Baja Participación en Decisiones:** Un 52,4% de los pediatras indican que solo reciben información sobre cambios en la manera de trabajar y un 23,8% que no tienen ninguna participación en decisiones relacionadas con la reestructuración o reorganización de departamentos.

- **Información Limitada:** Un 14,3% de los pediatras consideran que su trabajo no está reconocido ni apreciado por sus superiores "nunca o casi nunca", y un 38,1% "a veces". La falta de reconocimiento adecuado puede afectar la motivación y satisfacción laboral.

- **Supervisión Inadecuada:** La supervisión sobre el ritmo de trabajo es vista como excesiva por un 28,6% de los pediatras, lo que puede generar estrés adicional al sentirse microgestionados. Un 2,4% consideran la supervisión insuficiente, lo que puede llevar a una falta de apoyo y guía adecuada.

Desempeño de Rol (DR)

Claridad del rol, expectativas y conflictividad de roles:

- **Información Poco Clara:** Un 31% de los pediatras encuentran que la información sobre la calidad del trabajo esperado es "poco clara" y un 9,4% "nada clara", lo que puede causar confusión y ansiedad sobre el desempeño adecuado.

- **Asignación de Tareas Inadecuada:** Un 52,4% de los pediatras indican que "a menudo" se les asignan tareas que no pueden realizar debido a la falta de recursos humanos o materiales, lo que afecta su capacidad para cumplir con sus responsabilidades.

- **Instrucciones Contradictorias:** Un 19% de los pediatras reciben "a menudo" instrucciones contradictorias, y un 35,7% "a veces". Esta situación puede generar conflicto y dificultades en la toma de decisiones, afectando negativamente el desempeño laboral.

- **Responsabilidades fuera del Rol:** Los pediatras también enfrentan la exigencia de responsabilidades o tareas que no corresponden a su rol específico, lo que aumenta su carga de trabajo y puede llevar a conflictos y dilemas éticos.

Conclusiones y Recomendaciones

Para abordar estos puntos críticos, se pueden considerar las siguientes acciones:

1. **Reducir la Carga de Trabajo:** Implementar medidas para redistribuir la carga laboral, contratar personal adicional y optimizar procesos para reducir la presión y ritmo acelerado del trabajo.

2. **Mejorar la Participación y Supervisión:** Fomentar la participación activa de los pediatras en decisiones importantes y proporcionar una supervisión más equilibrada, que apoye sin ser intrusiva.

3. **Clarificar el Desempeño de Rol:** Proporcionar información clara y coherente sobre las expectativas de calidad y cantidad de trabajo, y asegurarse de que las tareas asignadas estén dentro del rol y capacidades del personal médico.

7.4.4. Personal de Apoyo

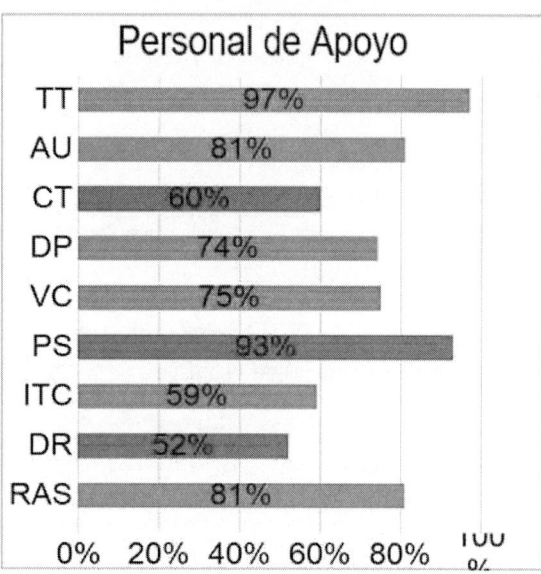

Tabla 15. Exposición al factor psicosocial del puesto de trabajo de Personal Apoyo.

Para el personal de apoyo, los puntos de mayor carga identificados son Carga de Trabajo (CT), Participación/Supervisión (PS) y Desempeño de Rol (DR). A continuación, se explica en detalle cada uno de estos aspectos:

Carga de Trabajo (CT)

Volumen de trabajo y demandas físicas y mentales:

- **Exceso de Trabajo:** Un 19,2% del personal de apoyo considera que la cantidad de trabajo que tienen es excesiva, mientras que un 50,7% la consideran elevada. Esto indica que una parte significativa del personal percibe una alta carga laboral.

- **Ritmo Acelerado:** Un 38,4% del personal de apoyo debe trabajar con rapidez "siempre o casi siempre", y un 26% "a menudo". Esto sugiere una presión considerable para cumplir con las demandas del trabajo en un tiempo limitado.

- **Interrupciones Frecuentes:** El personal de apoyo también debe manejar múltiples tareas simultáneamente, lo que incrementa la presión y dificulta la concentración. Un 49,3% deben atender varias tareas "siempre o casi siempre".

- **Irregularidad e Imprevisibilidad:** La cantidad de trabajo es vista como irregular e imprevisible por un 31,5% "a menudo" y un 43,8% "a veces", lo que contribuye a la dificultad de planificación y gestión del tiempo.

Participación/Supervisión (PS)

Calidad de la supervisión y participación en decisiones laborales:

- **Baja Participación en Decisiones:** Un 50,7% del personal de apoyo indica que no tiene ninguna participación en decisiones relacionadas con la reestructuración o reorganización de departamentos, y un 43,8% solo recibe información sobre cambios en la manera de trabajar.

- **Información Limitada:** Un 27,4% del personal de apoyo consideran que su trabajo no está reconocido ni apreciado por sus superiores "nunca o casi nunca", y un 32,9% "a veces". La falta de reconocimiento adecuado puede afectar la motivación y satisfacción laboral.

- **Supervisión Inadecuada:** La supervisión sobre el ritmo de trabajo es vista como excesiva por un 16,5% del personal de apoyo, mientras que un 13,7% consideran que no interviene. Un 57,5% creen que la supervisión es adecuada, pero el equilibrio puede mejorarse.

Desempeño de Rol (DR)

Claridad del rol, expectativas y conflictividad de roles:

- **Información Poco Clara:** Un 28,8% del personal de apoyo encuentran que la información sobre la calidad del trabajo esperado es "poco clara" y un 10,9% "nada clara". Esto puede causar confusión y ansiedad sobre el desempeño adecuado.

- **Asignación de Tareas Inadecuada:** Un 21,9% del personal de apoyo indica que "a menudo" se les asignan tareas que no pueden realizar debido a la falta de recursos humanos o materiales, y un 42,5% "a veces". Esto afecta su capacidad para cumplir con sus responsabilidades.

- **Instrucciones Contradictorias:** Un 20,5% del personal de apoyo recibe "a menudo" instrucciones contradictorias, y un 45,2% "a veces". Esta situación puede generar conflicto y dificultades en la toma de decisiones, afectando negativamente el desempeño laboral.

- **Responsabilidades fuera del Rol:** El personal de apoyo también enfrenta la exigencia de responsabilidades o tareas que no corresponden a su rol específico, lo que aumenta su carga de trabajo y puede llevar a conflictos y dilemas éticos.

Conclusiones y Recomendaciones

Para abordar estos puntos críticos, se pueden considerar las siguientes acciones:

1. **Reducir la Carga de Trabajo:** Implementar medidas para redistribuir la carga laboral, contratar personal adicional y optimizar procesos para reducir la presión y el ritmo acelerado del trabajo.

2. **Mejorar la Participación y Supervisión:** Fomentar la participación activa del personal de apoyo en decisiones importantes y proporcionar una supervisión más equilibrada, que apoye sin ser intrusiva.

3. **Clarificar el Desempeño de Rol:** Proporcionar información clara y coherente sobre las expectativas de calidad y cantidad de trabajo, y asegurarse de que las tareas asignadas estén dentro del rol y capacidades del personal de apoyo.

8. Planificación preventiva

Para organizar eficazmente la planificación de la actividad preventiva en este centro sanitario, desarrollamos una tabla que detalla las causas específicas identificadas a través de la evaluación de riesgos, junto con las medidas preventivas correspondientes, fechas de inicio y plazos de ejecución.

Tiempo de trabajo

Causas Específicas	Medidas Preventivas	Fecha de Inicio	Plazo de Ejecución
Políticas de horarios inadecuadas	Contratar a un consultor externo para realizar la auditoría, usar software de registro de horas (e.g., Kronos), y rediseñar los horarios en colaboración con el personal.	01/07/2024	3 meses
Falta de flexibilidad horaria	Desarrollar políticas de flexibilidad y teletrabajo, capacitar al personal en el uso de herramientas como Trello y Slack, y monitorizar la efectividad de estas políticas.	15/07/2024	4 meses
Trabajo excesivo en fines de semana	Crear un calendario rotativo justo, utilizar software de planificación de turnos, y analizar la carga de trabajo para justificar nuevas contrataciones.	01/08/2024	2 meses
Insuficiente apoyo al bienestar	Contratar expertos en bienestar para impartir talleres, crear un calendario de actividades de bienestar, y ofrecer sesiones de coaching a través de una plataforma de videoconferencia.	15/08/2024	6 meses
Carencia de feedback sobre horarios	Usar herramientas de encuestas en línea (e.g., SurveyMonkey), implementar un buzón de sugerencias digital, y mantener reuniones periódicas para revisar y actuar sobre el feedback recibido.	01/09/2024	1 año

Autonomía

Causas Específicas	Medidas Preventivas	Fecha de Inicio	Plazo de Ejecución
Rigidez en horarios y pausas	Permitir pausas más frecuentes y flexibles, dependiendo de las necesidades individuales y la carga de trabajo diaria.	01/07/2024	2 meses
Baja participación en la planificación	Organizar reuniones semanales donde los empleados puedan aportar ideas y feedback sobre la planificación de tareas.	15/07/2024	3 meses
Limitada autonomía decisional	Organizar talleres de liderazgo enfocados en la toma de decisiones autónoma y la resolución de problemas.	01/08/2024	3 meses
Falta de habilidades de autogestión	Ofrecer cursos sobre gestión del tiempo, priorización de tareas y toma de decisiones efectivas.	15/08/2024	4 meses
Políticas de autonomía restrictivas	Informar a todos los empleados sobre las nuevas políticas y proporcionar guías sobre cómo aplicar la autonomía en su trabajo diario.	01/09/2024	1 mes

Carga de trabajo

Causas Específicas	Medidas Preventivas	Fecha de Inicio	Plazo de Ejecución
Cargas de trabajo excesivas	Realizar encuestas y análisis de datos para evaluar las cargas de trabajo actuales de todos los empleados.	01/10/2024	2 meses
Falta de descanso adecuado	Desarrollar una política clara sobre las pausas reglamentarias, especificando la frecuencia y duración de las mismas.	15/10/2024	1 mes
Ineficiencias en gestión del tiempo	Ofrecer talleres sobre gestión del tiempo y priorización de tareas, incluyendo técnicas como Pomodoro, priorización ABC, y uso de herramientas digitales.	01/11/2024	3 meses
Rigidez en horarios	Explorar e implementar horarios de trabajo más flexibles, permitiendo ajustes en horas de entrada y salida, y opciones de teletrabajo.	15/11/2024	4 meses
Necesidad de soporte adicional	Proporcionar apoyo adicional, como sesiones de terapia grupal o individual, para aquellos en roles con alta interacción emocional.	01/12/2024	6 meses

Demandas psicológicas

Causas Específicas	Medidas Preventivas	Fecha de Inicio	Plazo de Ejecución
Falta de habilidades cognitivas	Desarrollar y ofrecer cursos sobre técnicas de gestión de la memoria, ejercicios para fomentar la creatividad y estrategias para adaptarse a nuevas situaciones.	01/07/2024	6 meses
Necesidad de apoyo emocional	Formar grupos de apoyo dirigidos por profesionales para ayudar a los empleados a manejar el estrés y otros desafíos emocionales.	15/07/2024	1 año
Inadecuada gestión de emociones	Organizar sesiones regulares con psicólogos para enseñar técnicas de gestión emocional y comunicación asertiva.	01/08/2024	3 meses
Políticas restrictivas sobre emociones	Modificar estas políticas para permitir una mayor autenticidad en la expresión de emociones, asegurando que se mantenga el respeto y la profesionalidad.	15/08/2024	2 meses
Alta carga emocional en el trabajo	Redistribuir las tareas o contratar personal adicional para reducir la carga emocional en estos roles.	01/09/2024	4 meses

Variedad / Contenido

Causas Específicas	Medidas Preventivas	Fecha de Inicio	Plazo de Ejecución
Falta de variedad en el trabajo	Desarrollar y lanzar programas que roten tareas y proyectos entre empleados para aumentar la variedad en el trabajo.	01/10/2024	6 meses
Insuficiente reconocimiento	Crear un sistema formal de reconocimiento que incluya premios mensuales, agradecimientos públicos y recompensas.	15/10/2024	3 meses
Desconexión con propósito organizacional	Organizar sesiones mensuales donde se explique cómo cada rol contribuye al éxito de la organización.	01/11/2024	1 mes
Necesidad de desarrollo profesional	Organizar cursos de capacitación interna y externa en habilidades relevantes para el desarrollo profesional	15/11/2024	4 meses
Comunicación interna deficiente	Crear canales de comunicación efectivos, como boletines internos, reuniones periódicas y plataformas digitales.	01/12/2024	2 meses

Participación/supervisión

Causas Específicas	Medidas Preventivas	Fecha de Inicio	Plazo de Ejecución
Baja participación de los empleados	Organizar foros mensuales donde los empleados puedan discutir y proponer ideas sobre mejoras en el trabajo.	01/10/2024	3 meses
Capacitación insuficiente para supervisores	Desarrollar programas de capacitación enfocados en liderazgo, gestión de equipos y habilidades de comunicación.	15/10/2024	6 meses
Evaluaciones de desempeño no transparentes	Diseñar un sistema de evaluación que incluya criterios claros y medibles, feedback regular y una metodología justa.	01/11/2024	4 meses
Supervisión restrictiva	Revisar y modificar las políticas de supervisión para permitir una mayor autonomía a los empleados.	15/11/2024	2 meses
Falta de comités de participación	Formar comités de trabajo con representación de diferentes departamentos y niveles jerárquicos.	01/12/2024	1 año

Interés por el trabajador / Compensación

Causas Específicas	Medidas Preventivas	Fecha de Inicio	Plazo de Ejecución
Comunicación deficiente sobre desarrollo	Desarrollar una plataforma digital interna donde se publiquen regularmente las oportunidades de formación y promoción.	01/10/2024	3 meses
Estructura salarial no competitiva	Realizar un análisis de mercado para comparar los salarios y beneficios ofrecidos por la empresa con los de la industria.	15/10/2024	4 meses
Falta de planificación de carrera	Trabajar con cada empleado para desarrollar un plan de carrera individualizado que incluya metas a corto y largo plazo.	01/11/2024	6 meses
Ineficacia de los programas de formación	Realizar una evaluación exhaustiva de los programas de formación actuales para identificar áreas de mejora.	15/11/2024	3 meses
Falta de transparencia en promociones	Definir y comunicar claramente los criterios de promoción y selección para puestos avanzados.	01/12/2024	2 meses

Desempeño de rol

Causas Específicas	Medidas Preventivas	Fecha de Inicio	Plazo de Ejecución
Roles y expectativas no claros	Crear descripciones de roles detalladas que incluyan responsabilidades específicas, competencias necesarias y expectativas de desempeño.	01/10/2024	4 meses
Comunicación de instrucciones deficiente	Establecer protocolos claros para la comunicación de instrucciones, incluyendo canales específicos y formatos estándar.	15/10/2024	3 meses
Falta de recursos adecuados	Realizar auditorías periódicas de los recursos materiales y tecnológicos disponibles en la empresa.	01/11/2024	2 meses
Necesidad de formación ética	Diseñar e implementar programas de formación en ética y toma de decisiones, incluyendo casos prácticos y debates.	15/11/2024	3 meses
Carga de trabajo excesiva	Establecer un sistema de monitoreo continuo de la carga de trabajo de los empleados.	01/12/2024	4 meses

Relaciones y apoyo social

Causas Específicas	Medidas Preventivas	Fecha de Inicio	Plazo de Ejecución
Cultura de apoyo insuficiente	Establecer programas de mentoría donde empleados experimentados apoyen a los nuevos empleados en su desarrollo profesional.	01/10/2024	6 meses
Conflictos interpersonales	Ofrecer cursos regulares sobre técnicas de resolución de conflictos, mediación y comunicación efectiva.	15/10/2024	3 meses
Inadecuado manejo de conflictos	Implementar un sistema confidencial para que los empleados reporten conflictos y problemas interpersonales.	01/11/2024	2 meses
Falta de diversidad e inclusión	Crear y comunicar políticas de diversidad e inclusión que promuevan un entorno laboral inclusivo.	15/11/2024	4 meses
Ambiente laboral no evaluado regularmente	Implementar encuestas anuales de clima laboral para recoger feedback de los empleados sobre el ambiente de trabajo.	01/12/2024	1 año

9. Conclusiones

En la evaluación de los factores psicosociales de riesgo en un centro de salud, hemos identificado varios elementos críticos que influyen en el bienestar y la eficacia del personal. Los principales factores de riesgo identificados incluyen la carga de trabajo excesiva, la falta de autonomía, conflictos interpersonales, y una insuficiente claridad en los roles y expectativas. Estos factores no solo afectan la salud mental y física de los empleados, sino que también impactan su rendimiento y satisfacción laboral.

Conforme al objetivo general de evaluar los factores psicosociales que impactan en el bienestar y la salud ocupacional del personal en este centro, hemos realizado una evaluación exhaustiva que ha identificado múltiples aspectos críticos que influyen en la eficacia y bienestar del personal. Esta evaluación ha abarcado desde la carga de trabajo hasta la claridad de los roles y las relaciones interpersonales.

Cumplimiento de Objetivos Específicos

1. **Identificación de Factores Psicosociales:** Hemos logrado identificar los principales factores psicosociales percibidos por los trabajadores, como son el estrés laboral, la falta de autonomía, y deficiencias en el apoyo social. Este análisis detallado ha permitido comprender las fuentes de estrés psicosocial y sus efectos corrosivos en el personal, cumpliendo así con el primer objetivo específico del estudio.

2. **Análisis de la Relación entre Exposición y Efectos en la Salud:** Se ha analizado cómo la exposición a estos factores psicosociales adversos se correlaciona con problemas de salud física y mental, como el aumento de la ansiedad y el estrés, cumpliendo el segundo objetivo específico. Este análisis ha proporcionado una base sólida para entender la interacción entre las condiciones laborales y la salud integral del personal.

3. **Evaluación de Estrategias de Afrontamiento y Apoyo:** Hemos revisado y evaluado las estrategias de afrontamiento y los mecanismos de apoyo existentes en el centro, identificando áreas de fortaleza y aquellas necesitadas de mejora. Se ha observado que, aunque existen políticas de apoyo, la implementación y la efectividad de estas estrategias necesitan ser fortalecidas para mitigar adecuadamente los impactos negativos derivados de los factores psicosociales. Esto cumple el tercer objetivo específico del estudio.

4. **Propuestas de Mejoras Basadas en la Evidencia:** Basándonos en los hallazgos de la evaluación, hemos propuesto una serie de recomendaciones para mejorar la gestión de riesgos psicosociales. Estas recomendaciones incluyen la reestructuración de las políticas de horarios, la mejora de la comunicación interna, y el fortalecimiento de las redes de apoyo psicológico, alineándose directamente con el cuarto y último objetivo específico. Estas acciones están destinadas a fomentar un entorno de trabajo más saludable y seguro para todos los empleados.

El centro ha comenzado a implementar medidas preventivas para mitigar estos riesgos. Entre las acciones ya en curso se encuentran la mejora de la comunicación interna, la reestructuración de las políticas de horarios para aumentar la flexibilidad, y el fortalecimiento de los programas de apoyo psicológico. Se espera que estas intervenciones mejoren significativamente la calidad del ambiente laboral y la eficiencia general del centro. A largo plazo, anticipamos que estas mejoras incrementarán la satisfacción del personal y reducirán los índices de ausentismo y rotación.

Una limitación de esta evaluación es que se ha basado principalmente en autoinformes y cuestionarios, lo cual puede introducir un sesgo de deseabilidad social o respuestas influenciadas por las percepciones individuales de los empleados en lugar de observaciones objetivas. Además, el estudio abarca un periodo limitado, lo que podría no capturar completamente los efectos estacionales o variables de los factores de riesgo evaluados.

Para futuras evaluaciones, sería beneficioso complementar los métodos de autoinforme con entrevistas cualitativas y observaciones directas para obtener una comprensión más holística y detallada de los factores psicosociales en el centro. También recomendamos establecer un seguimiento continuo y a largo plazo de las medidas implementadas para evaluar su eficacia y hacer ajustes conforme sea necesario. Esto podría incluir la instalación de un sistema de feedback continuo donde los empleados puedan reportar la efectividad de las intervenciones en tiempo real.

10. Referencias bibliográficas

1. Castro Méndez, N.P. (2018). Psicosocial risk and occupational health in health centers. Ciencia & trabajo, 20 (63), 155-159. https://dx.doi.org/10.4067/S0718-24492018000300155

2. UNIR. (2021). *Riesgos laborales en sanidad: ¿cuáles son y cómo prevenirlos?*. Disponible en: https://www.unir.net (UNIR).

3. Instituto Nacional de Seguridad y Salud en el Trabajo. (2015). Algunas orientaciones para evaluar los factores de riesgo psicosocial (edición ampliada 2015). Madrid: Instituto Nacional de Seguridad y Salud en el Trabajo.

4. Fernández-Montalvo, J. & Piñol, E. (2000): Horario laboral y salud: Consecuencias psicológicas de los turnos de trabajo. *Revista de Psicopatología y Psicología Clínica*, 5 (3), 207-222.

5. Fiabane E, Giorgi I, Sguazzin C, Argentero P. *Work engagement and occupational stress in nurses and other healthcare workers: the role of organizational and personal factors. J Clin Nurs 2013; 22 (17-18): 2614-24.*

6. Fernández-Montalvo, J. y Garrido, E. (1999): Psicopatología Laboral. Trastornos derivados del trabajo, *Universidad Pública de Navarra*.

7. García de las Heras, D. (2014). *Evaluación de los riesgos psicosociales en el trabajo*. León: Universidad de León.

8. Gámez de la Hoz, Joaquín, & Padilla Fortes, Ana. (2017). *Identificación de riesgos laborales en atención primaria a través de las comunicaciones de los trabajadores. Revista de la Asociación Española de Especialistas en Medicina del Trabajo, 26(1),* 22-30. Disponible en: http://scielo.isciii.es/scielo.php?script=sci_arttext&pid=S3020-1602017000100003&lng=es&tlng=es.

9. Revista Sanitaria de Investigación. (2023). *La importancia de la prevención de riesgos laborales en el ámbito sanitario.* Disponible en: https://www.revistasanitariadeinvestigacion.com (RSI).

10. Promedco. (2023). *Riesgos laborales y cómo evitarlos en los centros de salud.* Disponible en: https://www.promedco.com (Promedco).

11. Fidalgo, M. (2006). NTP 704: *Síndrome de estar quemado por el trabajo o "burnout" (I): definición y proceso de generación.* Madrid: INSHT.

12. Fidalgo, M. (2006). NTP 705: *Síndrome de estar quemado por el trabajo o "burnout" (II): consecuencias, evaluación y prevención.* Madrid: INSHT.

13. Díez Valdés, V. (2016). *Factores de riesgo psicosociales, estrés y sus consecuencias individuales y organizacionales: modelo demanda-control de Karasek* (1979).

14. Moreno, L., García, J., Díaz F. y Ramiro, E. (2005). Factores Psicosociales en el entorno laboral. Estrés y enfermedad. *Revista de Psicología y Psicopedagogía, Edupsike,* 3 (1), pp. 95-106.

15. Ley 31/1995, de 8 noviembre, de prevención de riesgos laborales. BOE número 269 de 10/11/1995.

16. F-PSICO. Factores psicosociales. Método de evaluación. Versión 4.1. Instituto Nacional de Seguridad e Higiene en el Trabajo (INSHT) FREMAP (2004): "Nueva normativa de prevención de riesgos laborales: aplicación práctica", *Asociación de Mutuas de Accidentes de Trabajo.*

17. Portell, M., Gil, R. M., Losilla, J. M., & Vives, J. (2014). *Characterizing occupational risk perception: The case of biological, ergonomic and organizational hazards in Spanish healthcare workers. The Spanish Journal of Psychology, 17(E51), 1-12.*

18. Instituto Nacional de Seguridad e Higiene en el Trabajo. (2012). Factores psicosociales: metodología de evaluación. (NTP 926). Disponible en: http://www.insht.es/InshtWeb/Contenidos/Documentacion/NTP/NTP/926a93 7/926w.pdf

19. Nogareda, C. y Pérez, J. (2012). NTP 926. *Factores psicosociales: metodología de evaluación.* Madrid: INSHT.

20. Nogareda, C. y Almodóvar, A. (2005). NTP 702: *El proceso de evaluación de los factores psicosociales.* Madrid: INSHT.

21. DE FRUTOS, M. O., y MOLINA, A. A. NTP 450: *Factores psicosociales: fases para su evaluación.* INSST.

22. Martín, F. y Pérez, J. (1997). NTP 443: *Factores psicosociales: metodología de evaluación.* Madrid: INSHT

23. Karasek, R. A. (1996). *Prevención del estrés mediante la reorganización del trabajo: Resumen de 19 estudios de casos prácticos internacionales. En la prevención del estrés en el trabajo.* Ginebra: Organización Internacional del Trabajo.

24. Peiró, J.M.; Ramos, J. y González-Roma, V. (1994). *Intervención organizacional para el control del estrés laboral. En J. M. Peiró y J. Ramos (Dirs.): Intervención Psicosocial en las Organizaciones*, pp. 543-585.